Kim Zeidler

ZUM GLÜCK PSORIASIS

Kim Zeidler

ZUM GLÜCK PSORIASIS

Wie ich meine Hautkrankheit besiegte,
obwohl ich sie noch habe

KOMPLETTMEDIA

Klimaneutral
Druckprodukt
ClimatePartner.com/13336-1905-1001

MIX
Aus verantwortungsvollen Quellen
FSC® C106954
FSC
www.fsc.org

Originalausgabe
1. Auflage 2022
Verlag Komplett-Media GmbH
2022, München
www.komplett-media.de
ISBN: 978-3-8312-0601-8
Auch als E-Book erhältlich
Lektorat: Dr. Diane Zilliges, Murnau
Korrektorat: Redaktionsbüro Diana Napolitano, Augsburg
Umschlaggestaltung: FAVORITBUERO, München
Layout & Illustrationen: Heike Kmiotek
Satz: Buch-Werkstatt GmbH, Bad Aibling
Druck & Bindung: COULEURS Print & more, Köln

Gedruckt in Germany

Komm,
wir gehen
deinen Weg
zu dir.

Inhalt

»Es ist nie zu spät,
das zu werden,
was du sein könntest.«

GEORGE ELIOT

Hi, ich bin Kim

»Hallo, Kim. Ich bin Anna, ich bin acht Jahre alt und ich habe auch eine Hautkrankheit und deine Nachrichten und Bilder haben mir sehr geholfen, mich für meine Krankheit nicht zu schämen. Liebe Grüße, Anna«

Gelesen

Genau das ist es, warum du dieses Buch hier in den Händen hältst! Aber mal von vorn.

Wenn du das hier lesen kannst, hab ich es tatsächlich gebacken gekriegt. Ich!!! Die oft dachte (und dies hier und da auch immer mal wieder tut … so schnell kommt man aus alten Mustern ja nicht raus. Oder vielleicht doch?!): »Kann ich nicht!« – »Schaff ich nie!« – »Traue ich mich nicht.« – »Zieh ich nicht durch.« Genau die, die unzählige Male Dinge angefangen hat und auf dem Weg irgendwann vergessen hat, sie zu beenden. Oder es vergessen wollte. Oder den Faden verloren hat. Oder … Wo war ich? Ach ja. Genau die, die sich vor noch nicht allzu langer Zeit nicht getraut hat, mit einem kurzen T-Shirt aus dem Haus zu gehen. Bei 40 Grad. Aber eins nach dem anderen. Wir beide müssen uns ja erst mal kennenlernen. Also, Moin. Ich bin Kim und es ist schön, also wirklich sehr schön sogar, dass du hier bist. Hier in meinem Boot. Also so richtig, richtig schön.

Das hier ist nämlich für dich. Von mir. Weil du und ich ganz bestimmt schon mal gleich gefühlt haben. Und es vermutlich auch noch ab und an tun werden. Nicht vermutlich. Ganz sicher sogar. Und der Trick ist nicht, diese Gefühle nicht mehr zu haben, sondern der Trick ist, sie erkennen, einordnen und mit ihnen umgehen zu können. Ihnen zu erlauben, gefühlt zu werden. Denn dazu sind sie schließlich da.

Aber was passiert? Anstatt die wunderbaren Facetten zu lieben, die dich ausmachen, lässt du dich durch selbst auferlegte Selbstzweifel und die Dinge, die dir (warum auch immer) an dir nicht gefallen, klein machen und zerstörst dich dabei Stück für Stück selbst. Du versteckst dich vor dir und deiner Außenwelt, was dazu führt, dass du gar nicht glücklich sein *kannst*. Vielleicht denkst du ja auch, du bist einfach nicht richtig oder sogar ein schlechter Mensch und benimmst dich dann auch so. Denn eins ist klar: Was wir glauben zu sein, so benehmen wir uns auch. Das geht aber genau wie in die negative Richtung auch in die positive.

Abwärtsphasen gab es immer und es wird sie auch immer mal geben. Bei dir. Bei mir.

Außerdem kennen du und ich ganz bestimmt noch mehr Leute, denen es genauso geht. Denn du und ich, wir sind nicht allein. Wir sind viele, die so fühlen. Die sich unwohl fühlen, nicht »richtig« in unserer Schale, in unserem Haus, das uns von der Außenwelt abgrenzt – und vor allem schützt. Mit unserem größten und somit einem der wichtigsten Organe: mit unserer Haut.

Heidewitzka (die Neunziger haben angerufen und wollen ihr Wort zurück ... haha), war ich früher sauer auf dieses Organ! Und auf alles und jeden und vor allem auf mich. Aber dazu später mehr.

In der Erschaffungsphase dieses Buches dachte ich ab und an mal: »Braucht die Welt das wirklich noch? Muss ich dieses Buch überhaupt schreiben? Können die Leute das alles überhaupt noch hören?«

Die Antwort ist: Ja!

Vermutlich werde ich für dieses Buch nicht den Literaturnobelpreis bekommen und vielleicht ist das ein oder andere nicht neu für dich, erst recht nicht, wenn ich mich zum vierten Mal wiederhole … Aber, wie sagen wir hier oben anner Küste so schön? Watt mutt, datt mutt.

Und über die Zeit habe ich gemerkt, ich *muss* das hier schreiben. Meine Erfahrungen. Authentisch und echt. Du möchtest vielleicht wissen, was ich erlebt und probiert habe und was mir hilft. Und ich möchte dich gerne mitnehmen.

Der Bedarf ist so was von da. Es kann doch nicht sein, dass wir uns mit uns selbst nicht wohlfühlen, aus welchen Gründen auch immer?! Das wollte ich wirklich begreifen. Und ändern! Also habe ich recherchiert, mich informiert, meine Geschichte erzählt. Aber erst mal stelle ich mich vor. Also:

Moin, ich bin Kim.

Manchmal rede ich, bevor ich denke. Manchmal denke ich gar nicht. Ich mach einfach. Und wenn ich dann doch noch denke, meistens eher so was: »Das war jetzt aber gar nicht mal so klug.« Aber alles, was ich schreibe, sage, denke, tue … könnte morgen schon egal sein. Deswegen lebe ich drauflos. »Sein« kann ich. Ich bin glückselig mit dem, was ich bin und habe. Das eine oder andere Mal hab auch ich schon in den Lostopf der Arschlochkarten gegriffen – und sind wir mal ehrlich: Wer nicht?! Und doch könnte ich glücklicher nicht sein.

Ich mag, dass man an schwierigen Phasen wächst und mit Stolz zurückguckt. Ich liebe rückblickend die Kacktage, weil ich dann die Glückstage noch intensiver feiere. Ich liebe Menschen, die aus ihrem Leben das Maximum rausholen. Ich versuche, einer von ihnen zu sein. Ich bin empathisch und einfühlsam. Ich bin nicht die hellste Kerze auf der Torte, aber ich habe das Talent, das (mal mehr, mal weniger gut) zu kaschieren. Ich schubse meine beiden Kinder, wenn sie kacke drauf sind ... helfe ihnen aber auch jedes Mal wieder hoch. Und dann sage ich ihnen, was für wunderbare Menschen sie sind. Denn was wir hören, glauben wir. Und was wir glauben, werden wir sein.

Ich habe keine Geduld, aber Knallfolie. So kann man kompensieren. Man sagt mir nach, ich sei nicht normal. Überhaupt keine Ahnung, was normal sein soll, also freu ich mich darüber und sehe es als Kompliment.

Ich finde, Essen ist das beste Essen. Deswegen mach ich es viel und übertreib es regelmäßig. Vielleicht halte ich mich nicht ganz an die 90/10-Regel. Also, dass man ruhig 10 Prozent nicht so coole Sachen essen darf, wenn man sich die anderen 90 Prozent feinstes Gemüse (und so) reinschaufelt.

Generell neige ich schon mal zu Übertreibungen. Ich fluche mal hier, mal da, bin in Gruppen öfter mal die lauteste, meine Lache hört man aus Konzerten raus. Aber ich kann auch leise. Ich habe meine Autoimmunerkrankung, die ich mittlerweile als Bereicherung sehe. Sie öffnet Türen und bricht Eis. Ich liebe meinen Account auf Instagram, mein Instaventil und die Menschen, die das alles mit mir teilen und sich mein Zeug reinziehen. Ich will mich nicht über den grünen Klee loben, aber ich denke, ich bin hochbegabt. Zum Beispiel kann ich die Titelmusik von GZSZ auf der Blockflöte spielen. Ich weiß, es ist ein Segen.

Ich kann Sätze ziemlich gut mit »Ich« anfangen.

Ich sehe in so ziemlich allem ein Wunder. Schon immer. Alles hatte und hat für mich seine Geschichte. Seine Berechtigung. Sein eigenes Leben. Auf Trödelmärkten raste ich aus, weil ich mir stundenlang vorstellen kann, welche Geschichten mir jedes Teil erzählen könnte. Ich liebe diese Seite an mir sehr, auch wenn sie bedeutet, dass ich mich schwer von Dingen trennen kann und so ziemlich alles gerne sammeln und vor allem behalten möchte. Deswegen ist bei mir auch so ziemlich alles voll. Meine Schränke, mein Kühlschrank, meine Schubladen, mein Handy, mein Keller, mein Kopf. Aaaaber auch mein Glas ist halb voll. Mit Tüddelkram. Und mit Optimismus. Nur ganz manchmal ertappe ich mich, wie ich Angst habe, das Ding mit dem Optimismus zu verlernen. Denn manchmal höre ich meinen Mund Dinge sagen, die mich limitieren. Dinge wie: »Kann ich nicht!« – »Das krieg ich nie hin!« – »Werd ich nie lernen!« Unterm Strich möchte ich gerne weiterhin alles als Wunder sehen, aber nicht alles davon behalten wollen. Man kann ja auch Wunder aus der Ferne betrachten, denk ich. Also gebe ich Selbstzweifel gerne weg und meine Selbstliebe und Selbstsicherheit behalte ich.

Und es gibt noch etwas, was ich mittlerweile echt nicht abgeben möchte: meine Krankheit. Denn, hi, ich bin Kim und ich habe ZUM GLÜCK PSORIASIS. Diese Krankheit ist auch und vermutlich sogar besser bekannt als Schuppenflechte.

Ich dachte immer, ich bin ein Durchschnittchen. Durchschnittlich groß, durchschnittlich schlau, hübsch, witzig … Aber das, was ich da trage, macht mich sehr besonders. Weil ich es tragen kann und mittlerweile sogar will. Weil es mir Türen öffnet, mir Möglichkeiten gibt, mich besonders wirken lässt. Mich sein lässt.

Die Art, wie ich damit umgehe, ist besonders. Obwohl es das nicht sein sollte, nicht sein darf.

Und nicht nur das macht mich besonders. Auch alles andere an mir. Denn dieses ganze Paket gibt es nur einmal auf der Welt. Genau wie das Paket, das du bist. Und so haben wir alle etwas, was uns besonders macht.

So was von richtig!

Stell dir vor, du trägst etwas, jeden Tag und magst es nicht. Kannst es im wahrsten Sinne des Wortes nicht ertragen. Willst es einfach nicht (er-)tragen. So ging es mir. Fast 30 Jahre lang. Und dann hat es irgendwann Klick gemacht. Mir aus einem »Warum« ein »Darum«

zu schenken, war wohl das Größte, was ich mir geben konnte und kann.

Jeden Tag aufs Neue.

Aus einem »Warum ich?!« wurde ein »Darum und zum Glück und weil ich's kann. Ich!«

Wenn ich heute in meinem Lieblingskleid, mit kurzen Ärmeln und nicht bis zum Boden, rausgehe, mache ich das mit einer Selbstverständlichkeit, mit der jeder Dinge tragen und tun sollte. Und mit Stolz. Bis in die Haarspitzen. Außer du hast keine Haare. Dann auch gerne bis in die Kopfhaut. Das, was andere an mir sehen, sind im besten Fall Punkte, die aussehen, als würde sich die Sonne auf meiner Haut spiegeln. Im schlimmsten Fall sind es eklige Stellen. Aber so etwas sehe ich in der Regel schon lange nicht mehr. Meistens.

Wie ist es bei dir?

Ich möchte dir gerne helfen. Ich möchte dir eine Freundin sein und ich möchte dir von Freundin zu Freund*in sagen: Vielleicht bist du noch nicht die oder der, die oder der du sein möchtest, aber vielleicht bist du ja auch schon nicht mehr der Mensch, der du mal warst. Und eins ist schon mal Fakt: Du bist genau jetzt *so was von richtig*, genau so, wie du bist!!! Ist es nicht wunderbar, wie facettenreich eine jede und ein jeder von uns ist?! Wie wunderschön sind deine Ecken und Kanten!

Vielleicht bist du schon auf einem guten Weg, das zu erkennen, vielleicht weißt du das auch und musst nur immer mal wieder daran erinnert werden. Und vielleicht kann ich dir durch meine Geschichte bei dem einen oder anderen helfen.

Es ist verrückt, was unser Körper kann. Wie er uns lenkt, wenn etwas Gewohnheit ist. Ich zum Beispiel finde mit verbundenen Augen den Strand. Man starrt aufs Handy und weiß genau, wo die letzte Stufe ist. Bestenfalls und meistens. Wir schmieren uns völlig automatisch ein Brot. Oder fahren zur Arbeit und fragen uns manchmal, wie wir da überhaupt hingekommen sind. Die Tage, an denen meine Psoriasis genauso ein Teil von mir ist, liebe ich und sie werden immer mehr. Und genau das wünsche ich dir.

Danke, dass du dir Zeit nimmst und sie diesem, meinem, deinem Buch schenkst.

Komm, wir gehen deinen Weg zu dir

Für mich ist das grad erst mal ein krasses Gefühl, weil ich mich ja hier mehr oder weniger schon ziemlich nackig mache. Du willst ja schließlich meine Haut sehen. ;) Und ich wünsche mir natürlich, dass du irgendwas aus diesem Buch mitnehmen kannst.

Möglicherweise bin ich hier und da etwas sprunghaft, schließlich habe ich im Prinzip einfach mal keinen Plan, wie man professionell ein Buch schreibt. Aber vielleicht muss ich das auch gar nicht. Es ist wie mit dem Eisbaden – das ich übrigens wärmstens (haha) empfehlen kann. Bloß nicht zu lange drüber nachdenken, nachher machst' es gar nicht erst. Zu viel Angst vorm Scheitern, vorm Herzinfarkt, vorm Verlassen der Komfortzone. Einfach Augen zu und durch. Also ich beim Eisbaden. Würdest du nämlich die Augen jetzt zumachen, wäre das eher semi beim Lesen.

Eine wichtige Frage: Vergleichst du dich mit anderen? Ja? Woher kommt das eigentlich? Ich hab das auch gemacht und mache es unterbewusst sicher immer noch hier und da. Dabei möchte ich lieber jemand sein, der so ist, dass andere auch so sein wollen. Und damit meine ich ganz und gar nicht meinen Körper, sondern meinen Umgang mit ihm. Und wenn ich jetzt so drüber nachdenke, bin ich sogar schon jemand, der so ist, wie andere sein wollen.

Ohne all die Mutmacher online und all die Menschen voller Nächstenliebe um mich herum, ob on- oder offline, hätte ich das wohl nicht so geschafft. Nicht in diesem Maß und nicht in dieser Geschwindigkeit. Und ich hoffe sehr, dass vielleicht ich für dich ein Mensch sein kann, der etwas ähnlich Großes in dir auslöst.

Zu akzeptieren, wer du bist, mit allem Drum und Dran, ist der einzig richtige Weg, um anzukommen und zu heilen!

Und was steht dem im Weg? Glaubenssätze. Die werde ich hier immer wieder mal erwähnen. Deswegen gleich vorweg: Was sind Glaubenssätze überhaupt?

Meistens, wenn ich sie erwähne, meine ich negative Glaubenssätze und die sollten wir ernst nehmen. Die Diplompsychologin und Bestseller-Autorin Stefanie Stahl nennt sie in einer ihrer Podcastfolgen von »Stahl, aber herzlich« »psychisches inneres Betriebssystem«. Es ist gewissermaßen die Basis unserer Gedankenwelt, die sich auf unser gesamtes Leben auswirkt. Wir denken unterschwellig ständig uraltes Zeug, das wir in der Kindheit mal aufgeschnappt oder uns zusammengereimt haben und das heute meist gar nicht mehr stimmt. Oder noch nie gestimmt hat. Deswegen ist es so wichtig, damit aufzuräumen.

Glaubenssätze sind also Überzeugungen über dich, die sich fest in dir verankert haben. Und die haben Macht, das glaubste gar nicht! Die sitzen in deinem Unterbewusstsein, das übrigens 90 Prozent ausmacht, bewusst denken wir nur 10 Prozent. Aber ich habe eine gute Nachricht: Wir sind tatsächlich in der Lage, diese Glaubenssätze positiv zu verändern.

Und warum sollten wir das tun? Das kann ich dir sagen. Weil sie dein Leben bestimmen. Du wirst dein Leben immer genauso sehen und gestalten, wie deine Annahmen dir sagen. Hast du also ein negatives Mindset, brauchst du dich auch nicht wundern, wenn du gestresst, getriggert, verletzt oder verärgert mit hochgezogenen Schultern durch die Welt stolperst, dich oft persönlich angegriffen fühlst oder Ähnliches. Wenn du nicht zu dir stehen kannst und dir stattdessen selbst im Weg stehst. Die Folge davon ist eine gewisse Passivität. So richtig da bist du nicht. Oder? Mir jedenfalls ging es so. Und was das Mindset mit der Psoriasis und dem Umgang mit ihr zu tun hat? Alles! Aber das wirst du im Laufe des Buches ja selbst mitkriegen, es sei denn, du bist jetzt schon beim Lesen eingeschlafen. Was ich natürlich nicht hoffe ... Obwohl Schlaf natürlich wichtig ist ... Natürlich wünsche ich mir (für dich), dass meine Zeilen dir in irgendeiner Form helfen können. Und wenn es nur zu einem guten Schlaf ist.

Na ja. Ich denke, wir sind uns in vielem verwandt. Kennst du auch das: tagelang krank? Du fühlst dich wie durch ne Mangel gedreht, hast im Schlabberlook in deinem Dunst gelegen und vor dich hinvegetiert. Und dann kommt der erste Tag, an dem es wieder bergauf geht. Raus aus dem vollgesifften Schlabberzeug, lange und heiß duschen, Haare waschen, vielleicht sogar ein bisschen hübsch machen. Das fühlt sich an wie ein kleiner Neubeginn. Und was ich mir wünsche: Nach diesem Buch sollst du genau dieses Gefühl haben. Lass es deine imaginäre heiße Dusche und dein anschließend frisch bezogenes Bett sein. Der heiße Tee und eine Wärmflasche oder eine Heizdecke an verregneten, stürmischen Tagen. Die Sonne auf deiner Nase, nachdem du im kalten Meer baden warst. Du weißt, worauf ich hinaus möchte.

Vielleicht passieren dir auch ganz viele dieser kleinen Neubeginne, während du hier liest. Auf deiner Reise zu dir selbst. Mein Herz würde tanzen. Und deins erst mal! Also los! Kritzle, unterstreiche, mach dir Eselsohren. Lies dir für dich relevante Sachen immer und immer wieder durch. Bis es angekommen ist. Bis du angekommen bist.

Luft nach oben – Yes!

Und eine Sache noch, bevor es richtig losgeht. Um zu verhindern, dass mir hier eine Doppelmoral vorgeworfen wird, bei den ganzen Sachen, die ich dir in diesem Buch mit auf den Weg gebe. Wie es ja immer so ist, kann ich von außen betrachtet ganz toll und fest überzeugt sein von Dingen. Aber auch bei mir ist hier und da noch viel Luft nach oben – und das finde ich sogar sehr schön. Vieles von dem, was ich für die nächsten rund 200 Seiten zusammengesammelt habe, ist auch für mich komplett neu. Ein neuer Weg, den ich gehe. Hin zu mir. Und ich liebe diese Reise zu mir selbst so sehr, dass ich nicht möchte, dass sie endet. Kleiner Spoiler: Wird sie auch nicht. Dieser Prozess ist eine Never-Ending-Lovestory und das ist etwas ganz Wunderbares, denn es macht das Leben aufregend und besonders. Und vor allem hält es jung, wenn wir neugierig und wissbegierig sind und es auch bleiben.

Niemand ist perfekt, wir lernen nie aus und wir können es sowieso nicht jedem recht machen. Und vor allem macht auch niemand alles richtig. Ich möchte nur, dass du verstehst, dass das nie der Anspruch sein sollte. Authentisch zu sein ist meiner Meinung nach eh das Allercoolste.

»Man kann so viel Wasser predigen, wie man will, wenn man dann nen Riesenschluck aus'm Flachmann nimmt, ist das eben nicht real.« Das wollte ich erst schreiben, hab aber dann erkannt, dass es genau das ist. Real. Echt. Authentisch. Wer perfekt ist, werfe den ersten Stein (dazu gleich noch was).

Man kann sehr wohl cool mit sich sein und trotzdem verletzt, wenn Kritik kommt. Egal, ob man immer und immer wieder predigt: »Anderer Leute Meinungen sollten dich nicht interessieren.« Man kann wissen, dass Gemüse und Obst nun mal basisch und die besten Lebensmittel für den Körper sind, und trotzdem ab und an mal nicht an Fastfood vorbeikommen. Ich weiß, dass du (oder zumindest die meisten) das genauso sehen, denn nicht umsonst habe ich auf einen Beitrag, der sich genau um das Nicht-perfekt-Sein drehte, so viel positives Feedback bekommen. Meine Worte waren:

»Ich habe schon mal über einen alltagsrassistischen Spruch den Kopf geschüttelt und selbst über einen grenzwertigen Witz lachen müssen. Ich hab schon mal gesagt ›So ein Arschloch! Was ist das nur für ein Mensch?‹ und bin selbst schon unehrlich und unfair gewesen. Ich habe schon unzählige Male ›Geht gar nicht. Kann ich überhaupt nicht nachvollziehen‹ gedacht und war mindestens genauso oft selbst in ähnlichen Situationen. Ich habe schon mal gesagt ›Der/die trinkt viel zu viel‹ und das bei einem Glas Wein. Ich war schon mal genervt von zu lauten Mitmenschen im Zug und bin selbst oft die Lauteste in einer Gruppe. Ich habe schon mal die Augen verdreht, über ein (vermeintlich) unpassendes Outfit mir völlig fremder Leute und trage selbst, was mir (und nicht anderen) gefällt. Ich hab ner Freundin schon mal geraten ›Hör auf, in der Vergangenheit zu leben‹, hadere aber selbst damit, Veränderungen anzugehen und klammere mich stattdessen oft lange an das, was war. Ich meckerte mal über Hundebesitzer, die Hinterlassenschaften nicht wegmachen, und hab selbst schon mal etwas vom geliehenen Hund liegenlassen. Jeden Tag höre oder sage ich sogar Sachen, die mich und alle anderen einen Sch**ß angehen. Wir alle schreien ›Man solle sich um sein eigenes Zeug scheren‹ und zerreißen uns im nächsten Moment über andere den Mund. Vor der Tür meines eigenen Glashauses passiert genug. Und vor deiner sicherlich auch. Lasst uns die Steine mal nicht werfen. Lasst uns die Steine lieber mal sammeln und in unserem Glashaus in den schönsten Farben bemalen. Jeder, wie er mag. Und jeder findet den Stein des anderen so schön. Und dann bauen wir aus den bunten Steinen einen Berg, auf den wir uns stellen und den ganzen anderen Menschen da draußen freudestrahlend Verständnis zurufen.

Jede*r macht tagtäglich Dinge, auf die er/sie nicht stolz ist. Die Kunst ist doch, statt ständig den Finger zu heben, die ganze Hand zu nehmen, dem Gegenüber auf die Schulter zu klopfen und zu sagen ›Ich versteh dich‹.«

Und so ist es doch. Wie sollten wir auch unsere guten Seiten schätzen, wenn es die schlechten nicht gäbe? Ich habe wirklich Dinge in meinem Leben gemacht, die unfair und kacke waren. Und doch schätze ich die Momente, auf die ich alles andere als stolz bin, weil ich ohne sie nicht so viel gelernt hätte. Über mich. Übers Leben. Learning by doing quasi. Sei ein Arschloch, dann weißt du, wie's eben nicht mehr geht. Du weißt, was die Konsequenzen sind, mit denen du dann leben musst. Und wenn du dir dann noch Dinge eingestehen und dich aufrichtig entschuldigen kannst, dann ist das doch mal ne runde Sache.

Und weißt du, was? Ich bin mir sicher, auch hier spielt meine Krankheit eine große Rolle. Ohne die Psoriasis wäre ich auf all das nie gekommen.

Legen wir also los!

Zum Glück PsorJAsis!

Eins mal vorweg: Ziemlich coole Leute haben Psoriasis.

Falls du also betroffen bist, herzlichen Glückwunsch. Freu dich ruhig mal kurz. Ja, ist ein harter Einstieg und vielleicht etwas viel verlangt, aber es tut so gut. Raus aus der Opferrolle und rein ins Du-Sein, ins Annehmen. Was ich in meinem Leben durch das Annehmen gelernt habe und dir gerne mit auf den Weg geben möchte: Psoriasis ist ein Feature und kein Makel. Das gilt für Neurodermitis, Muttermale, Rosazea, und was es noch so für »offensichtliche Makel« gibt, auch. So sollte man alles sehen, was für manche als augenscheinlich nicht normal gesehen wird.

Ich möchte dir dabei helfen, Ja zu dir und deiner Besonderheit zu sagen. PsorJAsis halt.

Also, nur die Coolsten haben Psoriasis. Da wären nämlich zum Beispiel Leute wie SIDO oder der Schauspieler Sky du Mont, die Schauspielerin Romy Schneider, der Politiker Winston Churchill, die Sängerin Britney Spears, der Musiker Art Garfunkel, die Pop-Ikone Cyndi

Lauper, der US-Fernsehstar Kim Kardashian, das Fotomodell Cara Delevingne und der Beachvolleyball-Olympiasieger Julius Brink. Sie alle sind oder waren an Schuppenflechte erkrankt. Mit Julius durfte ich mich sogar ein bisschen unterhalten und das Gespräch möchte ich euch nicht vorenthalten. Er hat wirklich sehr ähnliche Erfahrungen wie ich in seinem Leben gemacht und auch sein Weg ist meinem ähnlich. Das verdeutlicht noch mehr, dass es einfach gut ist, offen mit dem ganzen Thema und vor allem mit der eigenen Geschichte umzugehen. Was Julius so über Psoriasis sagt und wie er damit umgeht, erfährst du im Laufe des Buches noch.

Er und alle, die ich davor aufgezählt habe, sind Menschen, die in der Öffentlichkeit stehen und Ja zu ihrer Besonderheit gesagt haben. Sie haben sich entschieden, zu ihr zu stehen. So wie (hoffentlich) auch (bald) du. Und warum auch bitte nicht? Mir fällt kein Grund ein.

Sag ich schon immer Ja zu meiner Krankheit?

Denke ich schon immer so? Bin ich wirklich immer so cool damit? Wäre die Antwort darauf Ja, würdest du dieses Buch sicher nicht in den Händen halten. Die Antwort ist: Ganz sicher nicht. Das weiß ich so genau, weil ich die letzten Wochen einen Schub hatte und das erste Mal in den letzten schätzungsweise zwei Jahren wirklich zu tun hatte. Mit mir. Mit meinem Mindset. Mit meiner Erscheinung. Und dann habe ich mich an dieses Buch gesetzt. Es war wie eine Therapie, nach der ich mich so lange gesehnt habe und in der ich wirklich die letzten Zweifel, ob ich gut genug bin, wie ich eben bin, über Bord geworfen habe. Und wenn das alles hier mir schon geholfen hat, als es noch gar nicht geschrieben war, dann muss es dir doch vielleicht auch helfen, wo es jetzt zum Lesen vor dir liegt … Gott, würde ich an Stellen wie diesen gerne mit Smileys arbeiten! Aber wie unprofessionell sieht das bitte aus? ;)

Ich erinnere mich an viele Momente, die sich in mir eingebrannt haben, vor allem an das Gefühl, das ich so oft von einem oder einer Dritten verpasst bekommen habe. Durch einen für die andere Person vielleicht unüberlegten, nicht mal wichtigen Kommentar, einen Blick oder »Witz«. Nicht der Rede wert. Aber bei mir hat es gesessen. So sehr, dass ich mich unter Umständen auch zwanzig Jahre später noch an das nachhallende Gefühl erinnere.

Im Grunde ist es das Gefühl, nicht genug zu sein.

Wir kennen es doch alle, ob von Psoriasis betroffen oder nicht. Dieses Gefühl, wenn das Feuer der Scham in einem aufsteigt. Wenn diese Welle der Verletzlichkeit durch den ganzen Körper schwappt und man ohnmächtig ist vor Schmerz und Angst hat, unter dieser Welle begraben zu werden und zu ertrinken. Das Gesicht wird heiß und pocht, die Ohren rauschen und es fühlt sich an, als hätte man eine verpasst bekommen. Man ist wie betäubt. Überall möchte man in solchen Momenten sein, nur nicht im eigenen Körper. Allein die Hoffnung ist noch ein Strohhalm, dass diese Welle einen nach dem Durchwaschen wieder ausspuckt und alle, vor allem man selbst, das Gesagte oder Getane schnell wieder vergessen.

Erinnerungen sind ja manchmal echt tückisch. In einer Podcastfolge von »Stahl, aber herzlich« (klare Empfehlung meinerseits) habe ich gehört, das Erinnerungen immer subjektiv sind und sich jedes Mal, wenn wir sie uns bewusst machen, ein klein wenig verändern. Und manche sind gar nicht real. Das kann durch Verwechslungen oder Erzählungen passieren. In der Psychologie spricht man vom *false memory syndrom*. Wir können also auch Situationen, die nie passiert sind, als Erinnerungen abspeichern. Ich erinnere mich zum Beispiel an eine Beleidigung, von der ich bis heute nicht weiß, ob sie überhaupt mir galt. Es gab sie, das ist sicher, und ich weiß auch noch, wer die Worte gesagt beziehungsweise geschrieben hat. Aber ob ich gemeint war, weiß ich eben nicht ganz sicher. Aber dieses Gefühl, das sie auslösten, war echt und da und ist nach wie vor stark nachzuempfinden. In meinem Kopf wurde ich beleidigt und so hat sich diese Erinnerung eingebrannt. Dass es überhaupt dazu kam, war meiner Unsicherheit und meinem Glaubenssatz, ich sei nicht genug oder sogar falsch, zuzuschreiben. Nach dem Motto: »Damit muss ja ich gemeint sein.«

Kleiner Tipp an dieser Stelle

Wenn du das nächste Mal denkst, du bist nicht genug, dann solltest du eins als Allererstes tun: dir nicht glauben. Nicht mit allem, was wir denken, haben wir auch recht. Nicht alles, was du denkst, stimmt auch. Dazu aber später noch mal mehr.

Und Tipp zwei, auch das sollten wir uns immer bewusst halten: Menschen machen und/oder sagen Dinge nicht wegen uns, sondern wegen sich selbst. Selbst wenn die Beleidigung damals tatsächlich mir galt, sagt das nichts, also überhaupt nichts über mich aus und sollte in keinem Fall meinen Selbstwert beeinflussen. Aber ja, ich weiß: Viiiiiiiiiel leichter gesagt als getan.

Jedenfalls erinnere ich mich noch genau an so manche Momente, die diese Gefühle in mir ausgelöst haben. Es sind ja oft auch gar keine Fremden, die einen, teilweise mit Absicht, verletzen und am vermeintlichen Schwachpunkt angreifen. Oft sind es sogar Freunde, die sich einen Spaß daraus machen, der dann aber sitzt. Für sie ist es ein Necken, Sticheln, vielleicht eine Art, sich zu profilieren oder von eigenen Dingen ablenken.

Es kommt in Wellen

Ich erinnere mich genau an diesen heißen Tag im Sommer.

Ich habe das große Glück in meinem Leben, nur ein paar Gehminuten vom Meer entfernt wohnen zu dürfen. Es war also sehr heiß und ich muss so um die vierzehn oder fünfzehn Jahre alt gewesen sein. Eine eh schon interessante Phase, in der man sich in einer Gefühlswelt befindet, die chaotischer nicht sein könnte. Mindestens so chaotisch wie der Style in diesen Zeiten. Augenbrauen so dünn wie meine Lieblingsspaghetti, Lidschatten bis nach Meppen und bunte Gummis an der festen Zahnspange. So sah ich aus.

Meine Kleiderwahl war wie Allwetterreifen. Die gute Strickjacke, an diesem Tag war es die schwarze mit roten und weißen Streifen in unterschiedlicher Dicke, war das ganze Jahr im Einsatz. Sommeroutfits gabs bei mir also nur zum Drunterziehen. Natürlich auch an diesem Tag. Ich hatte also über meinem Bikini eine lange Strickjacke und die knöchellange Hose wurde am Strand gegen ein langes Handtuch getauscht, das ich mir fest um die Hüfte band. Ich lag oft so da und beneidete die Mädels nicht nur um ihre üppigen Brüste, die bei mir noch Zeit brauchen würden ... so um die vierzig Jahre. Zumindest hoffe ich, dass ich dann endlich Brüste bekomme. Die Hoffnung stirbt ja zuletzt.

Okay, wo war ich ... ach ja genau, ich beneidete sie nicht nur darum, sondern eben auch und vor allem um die Tatsache, wie frei sie sich fühlten. Oder fühlen mussten. Zumindest wirkten sie selbstbewusst und unbefangen. Wie sie einfach so in Badesachen am Strand rumsprangen. Wie einfach es gewesen wäre, zu sagen: »Hier, das bin ich! Kommt damit klar, ich tue es auch, und nun sonne ich mich!« Aber das tat ich nicht. Ich kam so gar nicht damit klar und so war es für mich das Schwerste und zu diesem Zeitpunkt Unerreichbarste, einfach so entspannt am Strand zu sein. Eigentlich wollte ich, so wie alle Mädels aus meiner Clique, besonders sein. Und dabei war ich es und habe genau das versteckt. Wie unglaublich paradox aus heutiger Sicht.

Trotz des Versteckens ging ich ab und an ins Wasser. Die Gründe dafür waren wohl eine Mischung aus »Es ist heiß und ich kann nicht mehr«, »Es macht Spaß und ich kann mir nicht alles nehmen« und »Mir fallen keine Ausreden mehr ein, warum ich wieder nicht mit reinkomme.«

Meine Taktik bestand darin, mit meiner Strickjacke und meinem Handtuch zum Wasser zu gehen. Als Erste, bevor alle anderen ans Wasser kamen, oder als Letzte, wenn alle schon im Wasser waren. Ich legte blitzschnell meine Sachen ab und sprang rein in die Fluten. An diesem Tag war ich die Letzte und hatte somit etwas Zeit. Es war ein schöner Tag, aber ich weiß noch, dass es sich etwas zuzog und die Wellen größer wurden. Verrückt übrigens, dass ich um vierzehn Uhr nicht mal mehr weiß, was ich zum Frühstück hatte, mich aber ganz genau an die Farbe meiner Badesachen und meines Handtuchs an diesem Tag erinnere.

Das Wasser fühlte sich frisch an, ich war – und bin es eigentlich manchmal immer noch – eher so Typ Warmduscherin. Ich mag das Meer tittenglatt und warm. Und die Sonne auf der Haut. Bin nämlich eine Frostbeule, weshalb sich beziehungsweise mich wahrscheinlich auch nur wenige fragten, warum ich immer eine Strickjacke drüber hatte.

An diesem Tag nun hatte meine Freundin wohl einen Clown zum Frühstück gegessen und die Idee, beim Rausgehen meine Sachen zu klauen und mich so meinem Schicksal zu überlassen. Wie in den Filmen, in denen jemand schnell mal nackt in den See springt, wie man das eben so macht, und dann wieder rauskommt und alle Sachen sind von einer Kuh gefressen.

Ich kann mich noch sehr gut an diese Ohnmacht erinnern, an meine Fassungslosigkeit. An diesen Schleier vor meinen Augen und die Wut, warum man mir so was antut. An die Kälte, die in meine Knochen kroch, und die Wellen, die mich hin und her schubsten. Ich kann mir gut vorstellen, dass es nicht ausgeschlossen ist, dass ich für eine Hundertstel Sekunde dachte, lieber ertrinke oder erfriere ich, als jetzt ohne meine Sachen zurück zur Gruppe zu gehen. Ja, mein heutiges Ich hätte es mit Humor genommen, wäre hinterher und hätte nen lockeren Spruch auf den Lippen gehabt. Mein heutiges Ich hätte das Handtuch oben am Platz gelassen.

Mein heutiges Ich hätte das Meer genossen, wann und wie lange es möchte. Es hätte nichts von anderen abhängig gemacht, sondern hätte getan, was ihm guttut.

Aber mein damaliges Ich stand allein und bibbernd in den Wellen und konnte nicht fassen, was da gerade passierte. Dinge, die für andere so selbstverständlich waren, waren für mich ein Weltuntergang, etwas, wofür ich so viel Kraft hätte aufbringen müssen, dass es mir in diesem Moment unmöglich vorkam.

Meine Erinnerung verblasst an dieser Stelle leider. Vielleicht weil ich in Trance gehandelt habe. Und ich merke, wie tief dieser Stachel der Demütigung bis heute sitzt. Mir laufen die Tränen, weil man manche Gefühle und die zugehörigen Momente einfach nicht vergisst. Diese Tränen fühlen sich aber gut an, denn ich bin dankbar für all das. Weil es mich zu der Frau gemacht hat, die ich heute bin. Weil ich dadurch weiß, wer ich bin und wo ich nie wieder hin will. Weil ich dadurch heute weiß, wo ich hingehöre. Weil ich dadurch die Kraft bekommen habe, auch dir zu sagen, dass du da nicht hingehörst, wohin du dich vielleicht oft versteckst. Du gehört in diese Welt, genau so, wie du bist. Mit all deinen Narben und deinen Flecken und deinen Ecken. Du bist nicht allein. Diese Zeilen zu schreiben, das ist wie eine Therapie für mich und ich hoffe so sehr, dass dir das ein oder andere aus diesem Buch hilft, zu verstehen, wie einzigartig und wertvoll du bist. Dass dein Platz in dieser Welt wichtig und von Bedeutung ist.

Ich kann und möchte mittlerweile sagen: Zum Glück hab ich Psoriasis. Und diese Überzeugung ist der Motor. Mein Motor. Ich muss nicht immer und ständig diesen Motor auf Hochtouren laufen lassen. Pausen sind genauso wichtig. Und klar bin ich nicht jeden Tag zu 1000 Prozent selbstbewusst.

Aber wer ist das schon?! Ich vergleiche mich gerne mit dem Meer, in dem ich da bibbernd stand und zu dem ich einen unfassbar großen Bezug habe.

Ich, also wir alle, wir sind wie das Meer. Es gibt Tage, da ist es ganz ruhig und seicht. Wie eine klare glitzernde Pfütze. Klar und rein. Und es gibt Tage, da klatschen die Wellen nur so ans Ufer. Man sieht nichts, so aufgewühlt ist es. Es hat eine enorme Kraft und ich frag mich heute noch oft, wenn ich davor stehe, woher diese unfassbare Kraft kommt.

So geht es mir. Und dir vermutlich auch. Meine Selbstliebe und auch meine Selbstzweifel kommen in Wellen. Mal groß und unberechenbar, mal klein und seicht und friedlich. Mal weiß ich genau, was ich bin, und trage es stolz in die Welt. Mal hab ich Angst, verschlungen zu werden. Als Kind habe ich übrigens oft geträumt, dass ich hier in meiner Heimatstadt von einer Riesenwelle erfasst werde und um mein Leben schwimme. Manchmal bin ich auch nur davor weggelaufen. Und ich bin echt nicht schnell. Vermutlich sogar langsamer als du im Krebsgang rückwärts. Im Traum lief ich rauf auf unser höchstes Gebäude, genau am Wasser. Ein großes Hotel, hässlich wie die Nacht, aber eines der Wahrzeichen Warnemündes. Und dann stehst du da. Ohnmächtig ... Du siehst diese riesige blau-weiße Kraft auf dich zurollen und kannst einfach nichts tun.

Ich hab da mal nachgeforscht. In der Traumdeutung heißt es, dass solche Bilder bedeuten, dass etwas auf einen zukommt, was man nicht kontrollieren kann. Und so ist es ja. Immer und immer wieder im Leben. Wenn ich eins gelernt habe, dann ist es, nicht gegen diese enorme Kraft anzukämpfen. Denn dann bist du irgendwann kraftlos und leer. Lass dich treiben und vertraue. Es wird immer erst schlimmer, bevor es besser wird. Und wir wissen doch alle, dass wir aus einer herausfordernden Phase immer stärker zurückkommen.

Das muss so. Deswegen schätze ich die herausfordernden Zeiten mindestens genauso wie die guten, in denen ich völlig fein mit mir bin. Mich nur cool finde und das auch ausstrahle. Und von denen gibt es immer mehr. Und das ist doch die Hauptsache.

Also, was machen wir mit den Worten, die von irgendwem, irgendwo, irgendwann mal wegen irgendwas gesagt wurden? An die sich, mit großer Wahrscheinlichkeit, der oder die Verfasserin heute nicht mal mehr erinnern kann. Weil, unüberlegt gesagt und gegangen. Weitergezogen. Zum nächsten. Die Worte aber blieben. Und das (oftmals) noch Jahre. Manchmal für immer.

Ja, er oder sie weiß nichts mehr davon. Aber ich. Ich kann mich an einige erinnern, als wären sie gestern gefallen. Ich weiß, wer sie gesagt hat, und ich erinnere mich auch, dass ich in der Theorie schon damals wusste, dass ich es »nicht persönlich nehmen sollte«. Aber der Stich war da. Und den Schmerz, den solche dahin gesagten Worte ausgelöst haben, den vergisst man nicht. Die roten Wangen, die ich bekam, die aufsteigende Hitze, die ein Cocktail aus Scham, Wut, Schmerz und Demütigung in mir hervorgerufen haben, das vergisst man nicht. Also, was machen wir mit ihnen? Mit diesen Worten?

Klar, wir können diese Worte nicht ändern. Gesagt ist gesagt und gehört ist gehört. Aber was ich machen kann: Ich kann meine Sicht auf sie und meinen Umgang mit ihnen ändern. Heute weiß ich, wer und was ich bin. Und da sind Menschen, die mich von ganzem Herzen lieben. Und da bin ich, die das Gleiche tut. Ob ich selbstverliebt bin? Ja, zum Glück. Heute weiß ich, diese verletzenden Worte oder Taten damals waren unüberlegt und dienten ausschließlich dazu, dass mein Gegenüber sich profilieren kann. Im schlimmsten Fall wollte er oder sie mich verletzen. Was alles über diesen Menschen und rein gar nichts über mich aussagt. Hier möchte ich unbedingt Lars Amend von seiner Instagram-Seite zitieren:

»Denk immer daran: Jemanden hässlich zu finden, macht dich nicht schöner. Jemanden klein zu halten, macht dich nicht größer. Jemandem seinen Erfolg zu missgönnen, macht dich nicht erfolgreicher.«[1]

Amen!

Es ist rückblickend wirklich fast ärgerlich, dass ich das alles zugelassen habe. Aber auch nur fast. Denn diese Herausforderung durfte ich erleben und sie lässt mich heute hier stehen und meine Geschichten erzählen. Dafür bin ich dankbar. Damals hätte mir vielleicht auch diese Aussage von Lars Wendt geholfen: »Der einzige Mensch, der dafür sorgt, dass wir uns mit anderen nicht auf Augenhöhe fühlen, sind wir selbst. (…) Macht uns wirklich die andere Person kleiner, als wir in dem Moment gerade sind, oder machen wir es selbst?«[2]

Wie recht er mit diesen Worten hat und wie sehr sie mir heute helfen.

Ein Tipp zur Sprache

Es gibt negativ behaftete Wörter wie beispielsweise »schwierig«. Wenn wir das Wort durch »herausfordernd« ersetzen, nehmen wir eine Situation möglicherweise ganz anders wahr und vor allem an. Probiere es mal aus. Mir hilft das total und das Wort »schwierig« ist mittlerweile völlig selbstverständlich verschwunden und dem Wort »herausfordernd« gewichen.

Und apropos Dankbarkeit. Tausche doch gleich noch das Wort »müssen« gegen »dürfen«, »können«, »werden« oder sogar gegen »wollen«. Dann fallen dir die Dinge nicht nur leichter, sondern du begegnest ihnen mit viel mehr Dankbarkeit.

Pso … was? Was ist Psoriasis überhaupt?

Was ist überhaupt Psoriasis, von der unglaubliche 100 Millionen Menschen weltweit betroffen sind? Das ist übrigens eine Zahl, bei der ich nur mithilfe von außen sagen kann, wie viele Nullen sie hat. In Mathe war ich nämlich Kreide holen. Aber dafür kann ich andere Sachen. Ein Buch schreiben zum Beispiel. Aber anderes Thema.

Übrigens, 1,5 Millionen Betroffene leben in Deutschland. Ich bin eine davon. Und noch was vorweg: Psoriasis ist in dem Sinne nicht heilbar. Das Leben mit ihr ist wie ein ewiges Kennen- und Liebenlernen. Ein Experiment, das niemals zu Ende geht. Der Gedanke an diese Never-Ending-Story ist für mich früher unerträglich gewesen. Selbstmitleid war dadurch mein stetiger Begleiter. Schön rein in die Opferrolle, hab ja sonst nix zu tun. Heute ist daraus eine Never-Ending-Love-Story geworden und wie es in Beziehungen so ist, muss man Kompromisse eingehen, damit die Liebe leben kann und nicht im Keim erstickt. Und dafür gibt es nicht diesen einen Weg, sondern ganz individuell viele.

Also, was ist Psoriasis überhaupt?

Wir Menschen mit Schuppenflechte sind von der ganz schnellen Sorte und das kann man sonst so gar nicht von mir behaupten. Beim Hundert-Meter-Sprint wäre meine Tochter im Rückwärtsgang schneller als ich. Auf einem Bein! Und sie ist zehn! Worin wir dann so schnell sind? Die Hauterneuerung, die bei nicht betroffenen Menschen dreißig Tage dauert, schaffen wir in fünf bis sieben Tagen. Ha! Nimm das!

Jaaaa gut, dadurch ist unsere Haut schuppig und rot und entzündet, aber schneller ist schneller. Können wir ja wenigstens kurz mal stolz drauf sein. Es sind die kleinen Dinge, auf die es im Leben ankommt!

Die roten entzündeten Herde sind übrigens meist nur die Spitze des Eisberges. Psoriasis ist sooo viel mehr. Was die Leute sehen, sind Stellen, mal größer, mal kleiner, mal weiß und schuppig, mal rot und entzündet. Was sie nicht sehen, sind schmerzende Gelenke und leidende Seelen, trockene juckende Haut, steife Glieder, Depressionen, brennende und geschwollene Augen, geschwollene Finger ... Die Liste von Symptomen ist lang. Aber was ist diese Krankheit genau und was passiert da?

Hierfür habe ich eine der wohl coolsten Hautärztinnen befragt, die ich bis jetzt gesehen hab. Frecher Pony, bunte Bilder am Körper und ein Strahlen bis nach Chile. Woher sie übrigens ursprünglich kommt. Falls du generell Tipps rund um das Thema Haut haben willst, kann ich dir ihren Instagram-Kanal sehr an Herz & Haut (haha) legen. Du findest ihn unter @skinhauturibeholmgren.

Und sie sagt fachfraulich: »Bei Psoriasis handelt es sich um eine chronische erythrosquamöse Autoimmunerkrankung, das steht im Fachjargon für *erythro* (Erythem, Rötung) und *squamös* (Schuppung). Es kann sich in verschiedenen Formen und Schweregraden äußern, die auf den ersten Blick meist wie ungepflegt auf unsere Mitmenschen wirken. Aus diesem Grund ist eine häufige Begleiterscheinung der Psoriasis leider die Depression und auch der allgemeine Rückzug aus dem sozialen Leben.«

Hier unser Gespräch:

INTERVIEW

MIT DR. URIBE HOLMGREN

WAS PASSIERT BEI PSORIASIS IM KÖRPER?

Wie der Name »Autoimmunerkrankung« schon sagt, liegt der Ursprung im Immunsystem des oder der Betroffenen. Hier werden überschüssige Botenstoffe ausgesendet, was dazu führt, dass die Hautschicht mehr Zellen produziert an Stellen, wo eigentlich noch keine Regeneration notwendig ist. Somit stapeln sich Zellen dort so lange, bis die obersten Hautschichten absterben und sich so die sichtbaren Schuppen bilden und eine Entzündungsreaktion entsteht.

WAS SIND DIE SYMPTOME?

Psoriasis kann sich nach genauer Diagnose unterschiedlich äußern, zum Beispiel zeigt das klinische Bild bei Psoriasis guttata kleine scharf begrenzte Punkte am gesamten Körper verteilt, wohingegen sich bei Psoriasis-Arthropathie oder Psoriasis-Arthritis äußerlich manchmal keine Merkmale bilden (außer an den Nägeln), sondern nur die inneren Gelenke betroffen sind. Bei der Nagelpsoriasis sind erste Zeichen die sogenannten Tüpfelnägel, also kleine Einkerbungen auf den Nägeln, oder Onycholyse – der Nagel löst sich vom Nagelbett und darunter werden Schuppungen erkennbar.

WIE ERKENNE ICH, DASS ICH PSORIASIS HABE?

Im Allgemeinen lässt sich die Schuppenflechte recht schnell diagnostizieren, da häufig betroffene Stellen am Kopf, den Streckseiten der Gelenke, in der Pofalte, am Bauchnabel und im Leistenbereich auftreten. Wobei es auch eine Form gibt, die nur die behaarte Kopfhaut betrifft (Psoriasis capitis).

Die genannten Stellen sind in leichten Graden der Erkrankung oft nur wenig gerötet, je nach Ausprägung wird die Rötung dunkler und die Schuppung bis hin zu dicken weißen Borken intensiver. Bei Betroffenheit der Gelenke kann eine Schwellung der Finger- beziehungsweise der Zehenknöchel ein erstes Anzeichen sein, sowie Gelenkschmerzen oder Steifheit nach Ruhe, zum Beispiel morgens nach dem Aufstehen. Diese Gelenkbeteiligung kann auch ohne Symptomatik der Haut auf eine Psoriasis-Erkrankung hindeuten.

SIND AUCH DIE ORGANE BETROFFEN?

Auf lange Sicht sind auch die Organe betroffen, da sich die Psoriasis nicht nur auf die äußere Haut, sondern auch die inneren Schleimhäute und Gefäße auswirkt. Im Prinzip passiert in den Gefäßen das Gleiche, was auch äußerlich zu sehen ist: Zellen stapeln sich und führen in Arterien zu Verengungen, die schnell in einem Herzinfarkt oder Schlaganfall enden können. Nicht zu vernachlässigen ist auch das erhöhte Risiko einer Fettleber oder Gefäßhautentzündungen der Augen.

KANN MAN PSORIASIS VON HEUTE AUF MORGEN BEKOMMEN?

Eigentlich trägt man die Basis dafür, ähnlich wie das Herpesvirus, schon in sich – ob es austritt oder nicht, ist abhängig von Triggerfaktoren. Der Ausbruch kann aber tatsächlich in kürzester Zeit passieren, wenn die Gegebenheiten günstig sind.

Symptome. Wie äußert sich die Psoriasis?

Die häufigsten Symptome sind entzündete und silbrig schuppende Stellen auf der Haut. Häufig betroffene Stellen, die sich übrigens »Prädilektionsstellen« nennen, falls du mal klugscheißen willst, sind hier noch mal auf einen Blick:

DIE AM HÄUFIGSTEN BETROFFENEN STELLEN

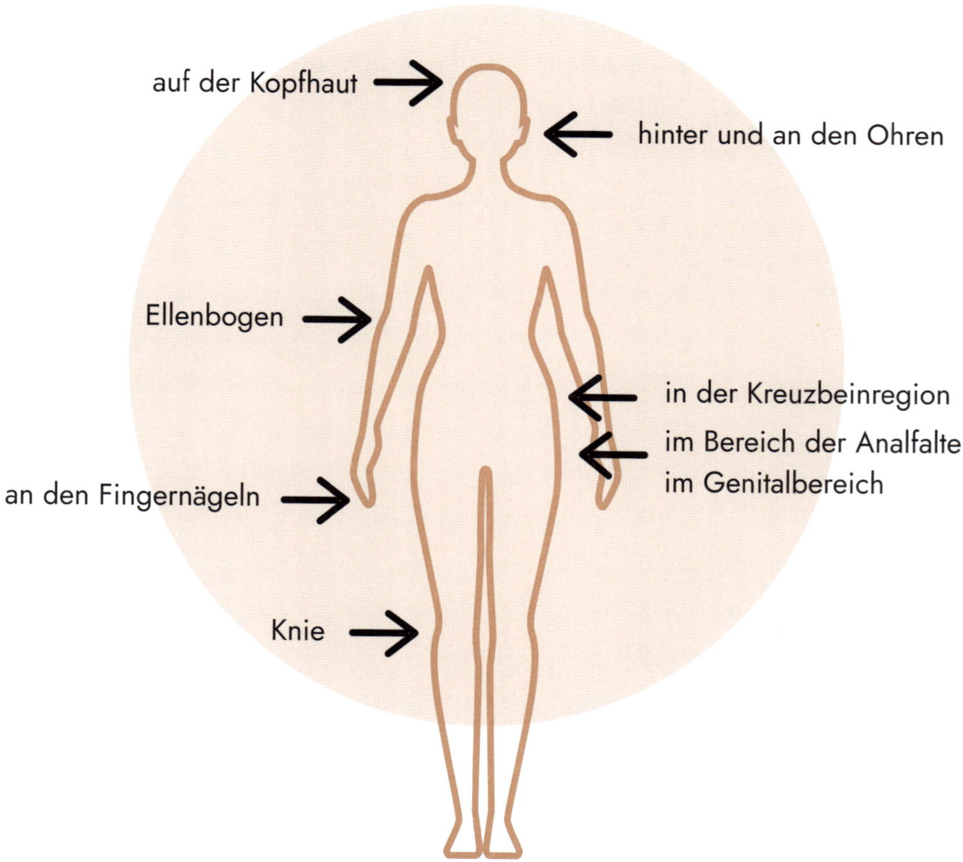

Bei der Psoriasis vulgaris, wie ich sie habe, verteilen sich die Stellen aber über den ganzen Körper. Besonders am unteren Teil meiner Beine, meinem Rumpf und auch im Gesicht blühe ich »sehr gerne« mal. In der Phase des Schreibens hier habe ich unfassbar viel herausgefunden, gelesen und gelernt. Zum Beispiel auch, dass jede Krankheit ihren Ursprung im Inneren hat und je nachdem, an welcher Körperstelle man sie am ausgeprägtesten hat, steht das für etwas. Ich zum Beispiel habe es am dollsten an den unteren Teilen der Beine. Diese stehen für den Stand im Leben. Demzufolge kann es sein, dass ich Glaubenssätze in mir entwickelt habe, die sich um genau dieses Thema drehen und bis jetzt noch nicht weg sind, um es mal einfach auszudrücken. Dieser Knoten muss noch platzen, dann werden vermutlich auch meine Beine besser. Aber dazu gerne später noch mehr.

Jetzt erst mal weiter zu den Symptomen der Psoriasis vulgaris. Bei ihr sind auch oft noch die Nägel betroffen. Und bei der Psoriasis-Arthritis, die ich zum Glück noch nicht mein Eigen nennen darf (bestätigt), kommen Gelenkbeschwerden und Rückenschmerzen hinzu. Letzteres hab ich, aber das liegt wohl eher daran, dass ich sehr, sehr gerne sitze, wofür unser Körper im Grunde aber nicht gemacht ist. Zumindest nicht in dem Ausmaß, in dem ich es praktiziere. Es ist zwar überliefert, dass man täglich zehntausend Schritte gehen soll, wofür ich unendlich dankbar bin, denn diese Zahl ist ungefähr achttausend von meinen entfernt ... Aber ich sehe ein, dass mein Körper zu mehr bestimmt ist, als sich wund zu liegen oder zu sitzen. Danke, niedriger Blutdruck und riesiger Schweinehund. Ich überleg mir was.

Wie ausgeprägt sind die Symptome bei mir?

Wenn es ganz schlimm wird, bekommen die Hautflächen Risse, entzünden sich und bluten. Ich hatte ein paar Mal das zweifelhafte Vergnügen, als meine Unterschenkel so schlimm betroffen waren, dass jeder Schritt wehtat und nur noch die Klinik half.

Die verschiedenen Arten der Psoriasis

- *Psoriasis vulgaris: Die »gewöhnliche Schuppenflechte« tritt bei 80 bis 90 Prozent der Psoriasis-Patient*innen auf und ist somit die häufigste Form. Hier hat man größere gerötete bis weiß schuppige Flächen (sogenannte Plaques) an Kopf, Ohren, den Streckseiten der Arme und Beine und am Rumpf.*
- *Psoriasis-Arthritis: Hierbei entzünden sich die Gelenke (am häufigsten Zehen und Finger) und werden steif.*
- *Nagelpsoriasis (Onychodystrophia psoriatica): Diese äußert sich mit sogenannten Ölflecken oder Tüpfeln an den Finger- und Fußnägeln. Auch Verfärbungen und verdickte Nägel zählen zu den möglichen Symptomen.*
- *Psoriasis palmoplantaris: Hier sind die Hände und die Fußsohlen von der Schuppenflechte betroffen.*
- *Psoriasis pustulosa: Durch besonders starke Endzündungen entstehen bei dieser Form gelblich-eitrige Bläschen.*
- *Psoriasis capitis: Schuppenflechte auf der Kopfhaut und am Haaransatz. Rund 80 Prozent aller Patient*innen leiden unter dieser Form.*
- *Psoriasis guttata (oder auch die »tropfenförmige Schuppenflechte«): Wie der Name es schon verrät, verteilen sich hier kleine Punkte wie Wassertropfen auf der Haut. Diese Form kommt häufig bei Kindern und Jugendlichen vor und kann sich zu einer Psoriasis vulgaris entwickeln.*
- *Psoriasis Erythrodermie: Hier ist die gesamte Haut von Schuppenflechte betroffen.*
- *Psoriasis inversa: Tritt in Körperfalten wie Leiste, oder Genitalbereich, Achselhöhle und Gesäßfalte auf.*[3]

Wodurch wird´s schlimmer?

Ich bin kein Paradebeispiel dafür, wie man es besser macht, aber wenn ich merke, da kündigt sich ein Schub an, dann sage ich meinem leider zu oft ungesunden Leben immer mal temporär den Kampf an. Hinter mir liegen einige Zeitweise-Umstellungen, die ich (meist sogar erfolgreich) versucht habe.

Zum Beispiel habe ich schon mal sieben Wochen komplett auf Zucker verzichtet, was meinem kompletten Essverhalten zugutekam und das wiederum meiner Haut. Ich habe viel frischer, vielfältiger und natürlich wesentlich weniger ungesund gegessen. Am Anfang hab ich sogar auf Fruchtzucker verzichtet, was aber langfristig nicht der Maßstab ist und auch kein Muss sein sollte. Zum Thema Ernährung sage ich später noch mal mehr.

Fakt ist, es gibt Dinge, die die Schuppenflechte begünstigen. Hier kommt eine Liste mit ein paar Punkten, bei denen sich die Haut gerne mal schreiend und brüllend auf den Boden schmeißt und strampelt. Es ist ähnlich wie mit Kindern ... da hilft kurz mal abwarten, atmen nicht vergessen, nicht verzweifeln und wenn der Sturm vorbei ist, in den Arm nehmen, Verständnis und Liebe. Mit der Haut ist es ähnlich. »Ja, ich sehe dich und gehe nun wieder achtsamer mit dir um« ist die Devise. Meine zumindest – und mit der fahre ich gut.

Hier noch mal ein Stück aus meinem Gespräch mit Dr. Uribe Holmgren:

INTERVIEW

NOCH MAL DR. URIBE HOLMGREN

KANN JEDER MENSCH SCHUPPENFLECHTE BEKOMMEN?

Um an Schuppenflechte zu erkranken, liegt meistens eine genetische Voraussetzung vor – das bedeutet, dass jemand in der Familie bereits an Psoriasis erkrankt ist oder war. Das kann auch über Generationen weitergegeben werden, ohne auszubrechen. Mögliche Trigger sind Übergewicht, übermäßiger Alkohol- und Nikotinkonsum, Infekte, Einnahme bestimmter Medikamente (Beta-Blocker, ACE-Hemmer und so weiter), emotionale Belastungen und auch eine Verletzung der Haut, beispielsweise bei einer OP. Hierbei entstehen um die Wunde Rötungen und Schuppungen aufgrund der Schuppenflechte, manchmal reicht auch nur eine Nadel beim Blutabnehmen als Auslöser aus.

Psoriasis-Trigger

- *Zucker*
- *Alkohol*
- *Nikotin*
- *Scharfe Gewürze*
- *Infektionen*
- *Verletzungen*
- *Medikamente*
- *Kälte (bei manchen auch Hitze), also das Klima*
- *Reizungen, beispielsweise durch zu enge Kleidung*

Außerdem gibt es noch die psychischen Trigger, die (meiner Erfahrung nach) sehr viel ausmachen.

- *Angst*
- *Hormonschwankungen (Pubertät, Menstruation, Schwangerschaft, Wechseljahre)*
- *Stress*
- *Trauer*
- *Konflikte*
- *Depressionen*
- *Andere psychische Belastungen*

Okay, was die Psoriasis schlimmer macht, wissen wir nun, aber was uns nun natürlich brennend (lieber nicht ... muhaha) interessiert, ist, was sie besser werden lässt. Dazu komme ich später noch ausführlicher. Da du dieses Buch eventuell aus genau diesem Grund in der Hand hältst, widme ich diesem wichtigen Punkt ein ganzes Kapitel. Kommen wir aber erst mal zu den Therapieformen, die es gibt. Was aber nicht bedeutet, dass sie für mich oder für dich alle relevant sein müssen.

Was gibt es für Therapien bei Psoriasis und Psoriasis-Arthritis?

Je nach Schwere und Art der Psoriasis unterschieden sich die gängigen vom Arzt verschriebenen Therapien. Da gibt es einerseits die topische, also die physikalische, von außen angewendete Therapie, und die systemische, also innerliche Behandlung. Ich habe sowohl das eine als auch das andere schon ausprobieren dürfen/müssen und teile gerne meine Erfahrungen damit.

Topische Therapie

Hier gibt's von außen was auf die Haut. Entweder Cremes, Tinkturen, Salben oder Lotionen mit wirksamen Inhaltsstoffen, nicht selten Kortison. Gezielt auf bestimmte Stellen. Oder beispielsweise die Lichttherapie, auch Fototherapie genannt. Nein, hier handelt es sich nicht um ein Shooting. Hier bekommt man gefilterte UV-Strahlen in einer Art Solarium. Es gab in meinem Fall Kabinen, in denen ich mich in die Mitte eines Tellers stellte und dann gedreht wurde, wie ein Grillhähnchen. Es gab aber auch welche, die wie klassische Solarien aussahen, wo ich in der Therapiezeit machen konnte, was ich am besten kann: liegen.

Bei mir hat der Mix aus Bestrahlung, Solebädern (gab's in einer Wanne oder auch in einer Art kleinem Pool) und anschließendem Cremen immer geholfen. Allerdings ist der Nachteil definitiv, dass es sehr zeitintensiv ist, da ich noch vor Lehre- oder Arbeitsbeginn morgens in die Praxis musste, um den »Broiler-Teller« zu genießen (Broiler? Das nord- und ostdeutsche Wort für Grillhähnchen). Der Vorteil war, dass meine Symptome auf jeden Fall besser wurden und ich so sehr gut über den Winter gekommen bin.

Heute mache ich das nicht mehr, weil ich mir die Zeit für andere Dinge nehme und weil ich mittlerweile wirklich glaube, dass man zwar so den Symptomen an den Kragen geht, die Wurzeln der Psoriasis sich allerdings darüber totlachen. Und damit kommen wir zur nächsten Therapieform ...

Systemische Therapie

Diese Form der Behandlung lässt sich auch noch mal in zwei Formen unterteilen: die klassische systemische Behandlung und die Biologika-Therapie.

Das Einzige, was ich auf diesem Gebiet bereit war zu testen, waren Tabletten, deren Namen ich nur noch dunkel erinnere. Aber das tut hier auch nichts zur Sache.

Einmal und nie wieder. Natürlich liegt diese Entscheidung bei jedem selbst und auch jeder macht natürlich damit seine eigenen Erfahrungen.

Ich für meinen Teil hatte täglich mit Nebenwirkungen zu kämpfen und habe trotz meines damals noch jugendlichen Leichtsinns schnell herausgefunden, dass diese Therapie nicht mein Weg ist. Hierzu möchte ich meine Lieblingsseite www.psoriasis.info kurz mal erwähnen, durch die sogar ich recht schnell Dinge im Zusammenhang mit Psoriasis verstehe, für die ich sonst ein paar Jahre hätte studieren müssen. Zur systemischen Behandlung habe ich der Seite Folgendes entnommen (Hört, hört, wie ich auf einmal spreche, als wäre ich vom Fach):

»Die beiden Gruppen der systemisch wirkenden Medikamente haben eine Gemeinsamkeit: Sie beeinflussen das Immunsystem, das die Entzündungen sowohl der Haut als auch der Gelenke verursacht. Damit kann der Verlauf der Erkrankung positiv beeinflusst werden. Der Unterschied besteht darin, wie gezielt die Therapien in das Immunsystem eingreifen. Klassische Therapien hemmen das Immunsystem an mehreren Stellen. Biologika dagegen greifen gezielt in den Entzündungsprozess einer Schuppenflechte mit oder ohne Beteiligung der Gelenke (Psoriasis-Arthritis) ein.«[4]

So weit die Website. Seit Jahren wird mir von Ärzten/Ärztinnen zu Biologika geraten, ich für meinen Teil möchte aber (momentan) nicht, dass in mein Immunsystem eingegriffen wird. Und das schon gar nicht von (und hier zitiere ich gerne Felix Dahlmann, von dem du gleich noch mehr lesen wirst) einem »unechten Freund«.

Felix sagt, dass auch Biologika wie eine Gartenschere funktionieren. Mit der schneidest du den sichtbaren Büschel vom Unkraut ab und dann sieht es erst mal tippitoppi aus. Aber der Scheiß wird nachwachsen, wenn du die Wurzel nicht rausrupfst. Zumindest hab ich das so gehört, mit Gartenarbeit hab ich nämlich (leider) so wenig am Hut wie mit Zahlen. Aber ich gelobe Besserung! Ach nee, vielleicht doch nicht.

Ja, du kannst mit Symptomfreiheit rechnen, wenn du diese Behandlungen machst. Nein, geheilt bist du nicht. Es gibt nicht wenige, denen das reicht. Mir nicht, ich werde einen anderen Weg gehen beziehungsweise gehe ihn schon und liebe es, nicht zu wissen, wo er hinführen wird und was ich alles erleben werde. Auf dem Weg zu meinen Wurzeln.

Was passiert bei der klassisch-systemischen Therapie?

Noch mal die Website psoriasis.info: »Systemische Therapien können den Entzündungsprozess im Körper hemmen und so die Symptome der Schuppenflechte (mit oder ohne Beteiligung der Gelenke) sowie deren Entstehung positiv beeinflussen. Sie unterdrücken das Immunsystem und werden daher auch als Immunsuppressiva bezeichnet.« Das mit der Unterdrückung klingt in meinen Ohren aber gar nicht so charmant.

»Klassische systemische Therapien gibt es in Form von Tabletten, Spritzen oder Injektionssystemen. Um Schuppenflechte zu behandeln, werden beispielsweise Methotrexat (MTX) und Fumarsäureester eingesetzt. Manche der klassischen Basistherapeutika wie beispielsweise MTX wirken nicht nur auf Haut, sondern auch auf Gelenke ein und können sowohl bei einer Schuppenflechte als auch einer Psoriasis-Arthritis eingesetzt werden.«[5]

So weit, so gut. Da setze ich aus. Und wenn ich etwas nicht möchte, da kannst du alle fragen, dann bin ich da auch nicht ohne Weiteres rumzukriegen.

Und was passiert im Körper mit Biologika-Spritzen?

Diese Medikamente gibt es erst seit ein paar Jahren. Sie wirken zielgenau an bestimmten Stellen der Haut oder der Gelenke. Bei mittelschweren bis schweren Formen der Schuppenflechte (so, wie ich sie habe) und Psoriasis-Arthritis spritzt man sie üblicherweise einmal im Monat. Die überschießende Abwehrreaktion des Körpers wird dann gehemmt und die Entzündung geht zurück. Danke dafür.

Diese Biologika wirken gegen bestimmte körpereigene Botenstoffe, die an der Entzündung beteiligt sind. Es gibt dabei noch ein paar Unterscheidungen, zum Beispiel zwischen Interleukin-17-Hemmern oder TNF-Hemmern. Manche Biologika wirken stärker auf die Haut, andere auf die Gelenke und wieder andere auf beide. Es ist eine

Dauertherapie, die man nicht einfach so beenden kann. Sonst sind die Symptome ruckzuck wieder da.

Also, was lernen wir daraus? Symptome weg, Krankheit weg? Mööp – eben nicht. Deswegen war und ist diese Therapie für mich zum jetzigen Zeitpunkt keine Option. Ich denke, der Glaube versetzt Berge und ich glaube sehr fest daran, meine Krankheit weiterhin ohne diese Mittel im Zaum zu halten.

Weitere Therapien?

Um mit der Psoriasis besser klarzukommen, empfiehlt es sich natürlich, erst mal mein Buch zu lesen. Haha. Spaaaß. Das machst du ja auch schon. Jetzt darfst du mal kurz stolz auf dich sein.

Ja, ich weiß, hier ist es gerade sehr medizinisch, aber bald geht's in eine andere Richtung, versprochen.

Jedenfalls möchte ich dir unbedingt noch die psychologische Therapie ans Herz legen. Da wir alle unsere Päckchen zu tragen haben und eine chronische Krankheit diese nicht unbedingt leichter macht, eher im Gegenteil, ist es wichtig, auch von innen heil zu sein oder sich heilen zu lassen. Bei der Psychotherapie geht es einfach darum, die Seele zu behandeln. Nichts anderes bedeutet es. Hier wird herausgefunden, ob du vielleicht unter einem früheren Erlebnis leidest, ob du Störungen im Denken und/oder Handeln hast, und dann wirst du mit psychologischen Verfahren, Gesprächen oder anderen Methoden betreut. Der erste Schritt ist gar nicht so schwer. Geh zu deinem Hausarzt und sag ihm, dass du gerne mal reden möchtest, er schickt dich dann mit einer Überweisung zu einem Kollegen oder einer Kollegin auf diesem Gebiet. Einen Termin zu bekommen ist kein Leichtes, aber glaub mir, es lohnt sich. Unser Innen hat mindestens so viel Liebe und Aufmerksamkeit verdient wie unser Außen. Ohne das eine nützt uns das andere einfach nichts.

Also, wie du merkst, die Psyche spielt eine so enorme Rolle, aber dazu komme ich später noch genauer. Ich muss nämlich sagen, dass ich erst so richtig durch das Schreiben an diesem Buch mein Interesse und meine Liebe für dieses Thema entdeckt habe. Klingt wirklich wie ein Klischee, aber dieses Buch hat mein Leben verändert.

Ist Psoriasis eigentlich vererbbar?

Tatsächlich spielen die Gene eine nicht ganz unwesentliche Rolle, allerdings kann die Krankheit auch ein paar Generationen überspringen. Ich hatte in diesem Bereich übrigens nie Angst, aber das liegt daran, dass ich zum Zeitpunkt meiner Schwangerschaften auf einem guten Weg war. Ich weiß aber, dass es für viele Betroffene eine große Rolle spielt.

Du musst sie also keineswegs deinen Kindern vererben. Man vererbt zudem nicht die Psoriasis an sich, sondern die Veranlagung. In meinem Fall ist es so: Ich hab es von allen Seiten mitbekommen. Sowohl meine Mama als auch mein Opa und mein Papa haben (schwächere) Versionen der Psoriasis. Hier mal eine Stelle, da mal eine Stelle. Und dann kam ich und habe anscheinend gerufen: Hiiiiiiier! Ich, ich!

Aber nur die Gene reichen nicht, um eine Psoriasis auszulösen. Da kommen ein paar Triggerfaktoren zusammen und unsere Haut dient dann sozusagen als Warnsystem. Es ist also genau genommen eine Superkraft, die wir da haben. Genau das stelle ich schon lange nicht mehr infrage.

»Halt! Stopp! Da stimmt was nicht!« Das brüllt sie uns in Form von ebendiesen entzündeten Stellen zu. Manchen tun noch die Knochen weh. Übrigens hat im Prinzip jeder so ein Warnsystem, nur äußert es sich unterschiedlich. Bei uns ist es die Haut, bei jemand anderem vielleicht das Herz oder der Darm und wieder bei anderen die Lunge, Kopfschmerzen und so weiter. Wenn wir unserem Körper etwas nicht so Gutes antun, dann beschwert er sich bei uns und fordert uns auf, etwas zu tun, um das zu ändern. Dafür müssen wir ihm aber zuhören und ihn bestenfalls verstehen. Achtsam sein. Wir müssen Verantwortung übernehmen und uns um uns kümmern, wie wir es mit einem Menschen machen würden, den wir lieben.

Dieses Bewusstsein fehlt leider so vielen. Mir hat es auch gefehlt, vor noch nicht allzu langer Zeit. Jedes Wochenende Billigfusel und Kippen, wenig Schlaf, wenig Bewegung, dafür viel zu viel ungesundes Essen. Und damit sind wir schon mittendrin im nächsten Thema: Veränderung.

**»Veränderungen sind
am Anfang hart,
in der Mitte chaotisch
und am Ende wunderbar!«**

UNBEKANNT

Wenn du nichts änderst, ändert sich auch nichts!

[25.02.2016]

»Schwitzt du nicht? Du hast immer langärmlig an.« – »Warst du zu lange im Solarium? Du pellst dich.« – »Was hast du denn da?« – »Bist du ansteckend?«

In den letzten Wochen ist das Bedürfnis in mir aufgekommen, in dieser perfekten und »unrealistischen« Instagramwelt (Asche auf mein Haupt, der ein oder andere Filter sieht aber auch gut aus) ein bisschen ungeschminkte Wahrheit zu verstreuen ... und wenn ich nur einem Menschen damit helfen kann, ein wenig mutiger und

> selbstbewusster zu sein, dann hat es sich schon gelohnt. Ich bin beim Stöbern auch auf andere Instagramer gestoßen, die das gleiche Schicksal teilen und das hat mich sehr inspiriert.
> Ich bedauere es nämlich sehr, so spät erst richtig »damit« leben zu können. Mit »damit« meine ich Psoriasis oder auch bekannt als Schuppenflechte, (m)eine Autoimmunerkrankung. Jahrelang habe ich mich für etwas geschämt, für das ich nicht im Geringsten etwas kann. Ich habe mich verstellt, versteckt, habe gemogelt und vertuscht. Ich habe Psoriasis und es gibt definitiv Schlimmeres. Mal abgesehen davon, dass es wirklich nicht schön aussieht und einem Fragen und komische Blicke nie erspart bleiben, tut es in Zeiten von Kälte oder besonderem Kummer, ja sogar von Freude auch noch weh, juckt, brennt und kann Organe und Gelenke befallen. ABER, es gibt Schlimmeres. Es bringt uns (eine ganze Menge Menschen) nicht um. Ich habe gelernt, damit zu leben und offener damit umzugehen. JEDER, betroffen oder nicht, sollte das tun. Das Leben ist zu kurz, um sich für andere zu verstellen.

Das war er. Der Tag, an dem ich entschied, so richtig offen damit umzugehen. Für mich einzustehen und mutig zu sein. An dem ich alte Gewohnheiten und Muster hinterfragt und durchbrochen habe. Das war der Anfang der Freiheit. Ab da wurde alles besser.

Es ist ja eigentlich krass, das wir wirklich jeden Tag die Macht haben, unser Leben zu verändern, und es oft, aus Gewohnheit oder sonst was für ner schlechten Ausrede, einfach nicht tun. Ja klar, da ist die Sache mit dem Durchhaltevermögen, der Überwindung, der Rücksichtnahme, der Gesellschaft, den Erwartungen (welche oft nicht unsere eigenen sind), dem inneren Schweinehund ... Und dennoch ist alles, was wir brauchen, schon in uns. Wir müssen es »nur« aktivieren.

Nun hab ich mich selbst grad so motiviert, dass ich richtig Lust habe, meine Laufschuhe anzuziehen und mich mal wieder zu bewegen. Ja, in der Zeit des Schreibens habe ich wieder angefangen und gerade heute das erste Mal nach ner Ewigkeit wieder acht Kilometer am Stück geschafft.

Die Macht, mich zu motivieren, hab nämlich nur ich. Den riesigen inneren Schweinehund mit seinen kreativen Ausreden im Schlepptau allerdings auch. Rumjammern und Opferrolle sind aber grundsätzlich nichts, was ich sonderlich feiere. Also gibt es da nur »Ar*** hochkriegen«! Aktion. Einfach machen.

Hinter jeder und jedem, der oder die erfolgreich ist – ob im Sport, vor der Kamera, im Business oder finanziell – steckt ein selbstbestimmtes Leben und positive motivierende Gedanken, die zu Handlungen wurden und weiter werden. Immer steht am Anfang eine einzige Entscheidung und ihr folgen viele Mutausbrüche, positive Fügungen, positiver Glaube (an sich selbst), viel Fleiß und Schweiß und mit Sicherheit auch Tränen und Misserfolge. Aber da war mal dieser Funke, der das alles in Bewegung gebracht hat.

Du kannst f*ing alles sein, was du willst.**

Der Haken ist halt: Du musst es wirklich wollen! Einmal sag ich es noch, damit du es dir hinter die Ohren schreibst: Alles, was du werden und schaffen möchtest, trägst du schon in dir. Du musst es nur sehen, finden und aktivieren. Du bist schon heute die beste Version deiner selbst. Du hast die Wahl. Jeden Tag.

Dass ich mich nicht mehr verstecke, mich für die Krankheit nicht mehr schäme und mich über sie und anderes nicht mehr ärgere und sogar alles an mir liebe, kommt allein dadurch, dass ich Gewohnheiten hinterfragt und durchbrochen habe – und weil ich es wirklich wollte.

Wenn ich heute bei irgendwelchen Patientenbögen chronische Krankheiten angeben muss, ertappe ich mich immer wieder dabei, wie ich darüber nachdenke, ob meine Psoriasis relevant ist oder nicht. Mein erster Impuls ist immer Nein. Für mich gehört sie halt einfach dazu, wie andere Merkmale meines Körpers. Wie meine grünen Augen, meine blonden Haare. Sie war eben immer da und ich seh sie die meiste Zeit gar nicht (mehr) als Krankheit.

Aber natürlich gab es ganz andere Zeiten. Generell bin ich kein »Leider«-Typ, sondern eher so der »Deshalb«-Typ. Ich denke nämlich, alles hat seinen Sinn und seine Berechtigung. Jede Begegnung, alles, was uns widerfährt, jeder Schmerz und jedes Schicksal. Dies alles macht dich zu diesem Menschen, der du bist oder einmal sein wirst. Und ohne den das große Ganze nicht das wäre, was es ist.

Es ist wirklich das Einzige, was ich bereue. Mich so lange versteckt zu haben und vertuscht zu haben, wer ich wirklich bin. *Alles*, was du im Leben tust, solltest du einzig und allein für *dich* tun. Was gibt es also Schlimmeres, als sich für andere zu verbiegen? Und, welche Frage ich mir ab dem geplatzten Knoten immer wieder gestellt habe und sie auch Gleichgesinnten stelle: Wofür überhaupt?

Du solltest dich nicht fragen, ob du es kannst, sondern: warum nicht schon gestern?

Denn eins weiß ich: Du kannst. Aber natürlich braucht alles seine Zeit. Und noch was weiß ich: Dass es wirklich so gar keinen Sinn ergibt, Dinge zu tun, weil sie von einem erwartet werden, oder noch besser: weil wir denken, dass sie von uns erwartet werden.

Der Gedanke, was andere über uns denken, ist ja meist viel schlimmer als das, was sie wirklich denken. Und wieso ist uns denn überhaupt so wichtig, was andere denken und erwarten? Ja, wir wollen anerkannt und gemocht werden. Da ist es wieder, eins unserer psychischen Grundbedürfnisse.

Aber wirklich um jeden Preis? Letzten Endes fühlen wir uns ja am wohlsten, wenn wir einfach sein können, wer und wie wir eben sind. Und der heißeste Shit ist es ja wohl, wenn wir dann auch noch genau dafür geliebt werden.

All die Menschen, die mich lieben und mich in meinem Leben begleiten und begleitet haben, haben mir genau das schon immer gesagt. Dass ich genauso, wie ich bin, gut bin. Und ich dachte immer, dass die Meinung von genau diesen Menschen nicht wirklich zählt, nicht nur weil sie die Krankheit nicht selbst haben und nicht wirklich nachempfinden, wie es sich anfühlt. Sondern weil ich dachte, dass sie ja so denken müssen, weil sie ja eben meine Familie und Freunde sind. Heute weiß ich: Nur ihre Meinung zählt(e).

Wir sollten uns also um die Meinungen von Menschen kümmern, die uns am Herzen liegen, und dem Rest nicht so viel Macht geben.

Natürlich sollte man trotzdem kein Arschloch sein, Empathie steht jeder und jedem.

Wer authentisch ist und zu sich steht, wird auch Menschen um sich haben, die das feiern.

Kranke Schale, (weicher) gesunder Kern

Wie oft ich das in meinem Leben gehört habe: »So lange es nicht tödlich ist oder wehtut, ist es doch egal, dass du diese Krankheit hast.« In der Theorie mag dieser Gedanke gar nicht mal so verkehrt sein. Wäre da nicht die Praxis. Denn in der Praxis tut diese Hautkrankheit sehr vielen Betroffenen ständig weh, und zwar nicht nur physisch, sondern auch und erst recht auf der Seele. Jeder Herd, jede Stelle, vor allem natürlich die sichtbaren. Der kleinste Punkt im Gesicht kann größten Schmerz in einem drin verursachen. Jede und jeder von uns kennt es. Man wacht auf und hat mitten im Gesicht nen »Kumpel« bekommen, den man höchstens verstecken kann, indem man seinen Kopf unter der Decke lässt. Das finden Arbeitgeber, Kinder, Hund, Katze, Maus meistens semicool, also muss man raus. Die wenigsten fühlen sich dann wohl. Meistens ist es ja so, dass man sich angestarrt fühlt. Genau das kenne ich nur zu gut.

Ich war etwa vier Jahre alt, als die Krankheit ausgebrochen ist, und ich muss so zwischen zehn und zwölf gewesen sein, als sie auch meine Seele befallen hat. Kinder und Jugendliche können manchmal ganz schön hart sein. Der Mensch generell. Ich war es vermutlich selbst. Nicht alle sind so und nicht immer, aber wenn, dann hat man es nicht leicht. Deine Welt steht eh schon Kopf und dann kommt jemand und trifft dich da, wo es am allermeisten wehtut. Heute bin ich mir sicher: Wäre ich damit offener und selbstbewusster umgegangen, hätte ich es mir wesentlich leichter gemacht. Und anderen wesentlich schwerer, mich zu treffen. Ich hätte anderen keine Bühne und keine Angriffsfläche geboten. Ich habe meinen vermeintlichen Makel aber versteckt und vertuscht. Auf keinen Fall wollte ich, dass andere wissen, was ich habe, also habe ich gelogen. Und wie soll man wissen, wer man selbst ist, wenn man nach außen die ganze Zeit etwas anderes spielt?

Ich finde Lügen so uncool und trotzdem habe ich es immer mal wieder getan, weil es für mich einfach normal war. Was nie cool ist. Und hier muss sich grad übrigens niemand schlecht fühlen, der immer mal wieder zu Notlügen greift, das machen wir Menschen nämlich statistisch gesehen bis zu fünfundzwanzig Mal am Tag.[6] Das mache ich also auch immer noch, aber abgesehen davon find ich, Ehrlichkeit ist King. Vor allem sich selbst gegenüber.

Einen ganzen langen Weg musste ich gehen, um heute so offen mit allem umzugehen. Natürlich gibt es auch heute gute und schlechte Tage. Keine Frage. Aber ich wachse. Ich wachse und wachse und das sogar stetig über mich hinaus. Ich glaube, je »kaputter« dein Außen, desto stärker sollte dein Innen sein! Damit dein Du nicht zusammenfällt. Damit dein Kopf stark genug ist, sich immer neu zu heben. Damit deine Brust stolz ist und du von innen heraus genauso schön strahlst wie die Punkte auf deiner Haut im Sonnenlicht. Ich habe schon oft gehört, dass meine Haut aussieht, als reflektiere eine Diskokugel auf meiner Haut. Ich glaube, das tut sie nur, weil ich sie von innen zum Leuchten bringe! Meine eigene kleine Party quasi.

Ich besitze einen sehr sensiblen Kern. Ich bin, im wahrsten Sinne des Wortes, sehr nahe am Wasser gebaut. (So zehn Gehminuten, schätzungsweise.) Es geht nachweislich vielen Betroffenen so. Sei es durch Psoriasis oder andere Merkmale. Laut einiger Umfragen hat der Großteil der Psoriasis-Betroffenen schon Ablehnung, Ausgrenzung, Diskriminierung und/oder Mobbing erfahren. Es ist ein augenscheinlicher Angriffspunkt, der gerne mal ausgekostet wird. Auch ich habe das schon erlebt. Im Großen und Ganzen kam ich ganz gut an, auch bei Jungs. Dass das der einen oder anderen nicht gepasst hat, ist klar. Ging mir ja umgekehrt ähnlich. Also wird der vermeintliche Schwachpunkt genutzt, um in diesem Fall die »Konkurrentin auszuschalten«.

»Die findest du cool? Wenn du die einmal anfasst, dann fällt ihr die ganze Haut ab.« Genau so passiert. Das hat gesessen. Aua. Im übertragenen Sinne.

Apropos übertragen, unsere Krankheit ist keineswegs ansteckend, aber auch dem Fakt wurde gerne Spielraum gegeben und so kam es nicht selten vor, dass sich jemand von mir abwendete, weil er oder sie »die eklige Krankheit« nicht auch kriegen wollte. Das durch solche Äußerungen ausgelöste Gefühl sitzt so tief in meinen Knochen, dass ich es bei den Gedanken an diese Situationen fast noch mal genauso wieder fühlen kann.

Leider ist unser Gehirn so gestrickt, dass wir uns an eine schlechte Sache noch Jahre später erinnern, als wäre es ganz frisch, und die hundert anderen Sachen, die gut waren, in deren Schatten stellen. Ist evolutionsbedingt. Es war halt einfach viel wichtiger, sich zu merken, welche Gefahren drohen, zum Beispiel von giftigen Beeren oder Pflanzen oder unfreundlichen Tieren. Da war im Köpfchen nicht mehr viel Platz für die guten Sachen. So kommt es halt auch heute noch vor, dass ich mich an fiese Sätze, die vor Jahren gefallen sind, erinnern kann und sie heute noch beinahe genauso wehtun. Und an all die schönen Sachen, die mir mit Sicherheit auch gesagt wurden, leider nicht. Na schönen Dank auch, Hirn.

Und deshalb ist ja unter anderem auch der »neue Lifestyle« Achtsamkeit so wichtig. Damit wir uns mal auf die guten Sachen besinnen, die wir uns früher nicht merken konnten. Zum Glück hat sich das mit den tödlichen Dingen in Zeiten des Supermarkts ja erledigt.

Credits gehen raus zu unseren Vooooooooorvorvor…fahren. Danke dafür!

Ich bin sowieso wirklich froh, dass ich in der heutigen Zeit lebe, in der man sich das Denken so ziemlich komplett abnehmen lassen kann. Kann! Nicht sollte! Hier und da ein bisschen denken ist gar nicht mal so verkehrt. Damals wäre ich nicht weit gekommen, wo ich nicht mal mehr weiß, was ich gestern zum Mittag hatte.

»In deiner Haut will ich nicht stecken«

»Es ist doch erstaunlich, wie viele Menschen sich für ihren Körper schämen und wie wenige für ihren Verstand«, liest man oft – und nickt, oder?

»In deiner Haut will ich nicht stecken.« Das ist so ein typischer Gedanke, von dem wir gerne denken, dass andere ihn über uns denken. Und vielleicht tun sie das auch wirklich. Grundsätzlich hilft es auch erst mal zu verinnerlichen, dass es immer, immer, immer jemanden geben wird, der dich oder das, was du tust nicht so cool findet, wie es eben andere tun. Dafür musst du keine Hautkrankheit haben. Irgendwas ist ja immer und das ist auch völlig in Ordnung. Wie sagt man so schön?

Du kannst der leckerste und saftigste Apfel sein und trotzdem wird irgendwann jemand um die Ecke kommen, der lieber Pfirsiche isst.

Du magst auch nicht jede*n und das musst du auch nicht. Und generell gilt: Wir müssen erst mal davon ausgehen, dass wir die anderen oder ihre Sicht nicht ändern können, wenn sie sich einmal festgelegt haben.

Aber wir können sehr wohl beeinflussen, wie wir darauf reagieren oder mit dem umgehen, was andere sagen oder tun. Das ist eines meiner Mantras: Ich entscheide, wie ich damit umgehe. Das zu verinnerlichen hat mich schon in einigen Situationen davor bewahrt, schreiend im Kreis zu laufen.

Wie ist das bei dir? Lässt du dich von den Meinungen anderer beeinflussen? Wenn ja, woran liegt das? Machst du Dinge, weil es andere von dir erwarten? Oder machst du alles für dich und dein Leben? Kannst du Kritik annehmen? Was passiert da in dir, wenn du sie hörst?

Mein erster Impuls ist immer, erst mal anti sein. Aber nachdem ich kurz mal geatmet und es habe wirken lassen, kann ich Kritik oft sehr gut nachvollziehen und annehmen. Kritik ist etwas, was uns besser machen kann. Und jemand, der dich (konstruktiv) kritisiert, ist oft jemand, der dich besser machen möchte. Manchmal reicht es, die Perspektive zu ändern.

Aber klar, trotz allen Verinnerlichens und diversen Mantras gibt es diese Situationen. Da erfahren wir im schlimmsten Fall eine Art echte Ablehnung. Das und die Scham, der Schmerz, das Isolieren führen dazu, dass wir Menschen mit Psoriasis neben der eigentlichen Erkrankung auch noch psychische Erkrankungen entwickeln können. Ich habe wirklich lange gebraucht, um zu akzeptieren, dass das Wundern und Gucken in den meisten Fällen nicht böse gemeint ist, ich es nicht ändern kann und heute auch gar nicht mehr ändern möchte. Ich bin offen für die Frage »Was ist das?« und kann für Aufklärung sorgen. Alle Betroffenen, die dieser Mensch dann nach mir trifft, werden davon profitieren. Statt Angst und Scham und »Das ist gar nix!!!«, einfach »Chill mal, das ist nur Psoriasis« sagen.

Natürlich kann man diese Stärke nur praktizieren, wenn man sich einer gesunden Psyche erfreut. Leider haben wir Betroffenen nachweislich nicht nur ein größeres Risiko, an Depressionen zu erkranken – dazu komme ich gleich noch genauer –, wir leiden auch doppelt so oft an anderen psychischen Krankheiten. Es ist leicht, in eine Abwärtsspirale zu rutschen, was ich genauso erlebt habe. Diese Krankheit ließ mich innerlich krank werden, was wiederum dazu führte, dass die Schuppenflechte getriggert und abermals angefeuert wurde, was wiederum meine Psyche ... und so weiter und sofort. Obwohl ich eigentlich überhaupt keine Kondition habe und oft schon ein Sauerstoffzelt brauche, wenn ich morgens zu schnell hochkomme, hat mein Körper diesen Kreislauf echt ein paar Jahre durchgezogen. Schöner Scheiß. Ist ein bisschen wie Sparen an der falschen Stelle, nur andersrum.

Selbsttest, ob du zu Depressionen neigst

Bevor ich gleich noch näher auf den Zusammenhang zwischen Psoriasis und Psyche eingehe, kannst du dir die folgenden zehn Fragen stellen, falls du das Gefühl hast, mit deiner Psyche stimmt etwas nicht. Vielleicht kennst du ja auch jemanden, der/dem du damit helfen kannst.[7]

Leidest du seit mehr als zwei Wochen ...

1. ... unter gedrückter Stimmung?

2. ... unter Interessen- und/oder Freudlosigkeit bei Dingen, die dir sonst Spaß machen?

3. ... unter mangelndem Schwung und/oder bleierner Müdigkeit und/oder innerer Unruhe?

4. ... fehlendem Selbstvertrauen und/oder Selbstwertgefühl?

5. ... verminderter Konzentrationsfähigkeit, starker Grübelneigung, Unsicherheit beim Treffen von Entscheidungen?

6. ... unter starken Schuldgefühlen und/oder vermehrter Selbstkritik?

7. ... unter negativen Zukunftsperspektiven und/oder Hoffnungslosigkeit?

8. ... unter Schlafstörungen?

9. ... unter vermindertem Appetit?

10. ... unter tiefer Verzweiflung und/oder Todesgedanken?

Solltest du mehrere Fragen mit Ja beantwortet haben oder dich auch sonst psychisch nicht gut fühlen, dann kontaktiere bitte (lieber einmal mehr als einmal zu wenig) einen Arzt oder eine Ärztin und sei verdammt stolz auf dich, dass du für dich einstehst und dich um dich kümmerst. Du hast damit einigen etwas voraus.

Psoriasis und Psyche

Ich finde generell, dass sich jeder Mensch eine Therapie gönnen sollte. Unsere Psyche ist der Wahnsinn (haha) und jeder von uns hat seine Päckchen zu tragen – und besser noch aufzuarbeiten. Meist sind diese Päckchen noch von unseren Großeltern, die sie unseren

Eltern mitgegeben haben und diese wiederum uns. Wir sind die erste Generation, der es erlaubt ist, mal einen Blick in diese Päckchen zu werfen, sie auf den Kopf zu stellen und alles mal durchzugehen und aufzuarbeiten. Und das sollten wir tun, sonst geht das ganze Spiel mit dem Vererben der Päckchen immer weiter.

Ob nun bei einer Therapeutin oder einem Therapeuten oder mit diversen Podcasts und Büchern, von denen ich dir am Ende des Buches gerne welche empfehle, weil sie mir sehr geholfen haben und dies auch immer noch tun: Persönlichkeitsentwicklung ist der Shit und wenn ihr mich fragt, für die Selbstliebe unverzichtbar.

Wie gesagt, sehr viele Muster, in denen wir heute leben, stammen aus unserer Kindheit oder sind sogar seit Generationen weitervererbt. Es ist also tatsächlich möglich, dass wir Traumata unserer Großeltern »ausbaden« dürfen. Das nennt sich im Fachjargon übrigens Transgenerationales Trauma. Das beschreibt laut Dr. Karla Henning das Phänomen, dass unverarbeitete Traumata über Generationen weitreichende Folgen haben können. »So können sich Themen auch über Generationen hinweg ziehen, obwohl es keine direkte Verbindung mit dem Ursprungstrauma gibt«,[8] so Henning.

Bedeutet auch, wir haben nicht nur die Verantwortung für uns im Hier und Jetzt, sondern auch für unsere Kinder und deren Kinder. Also lohnt es sich doppelt und dreifach, in dir aufzuräumen. Nicht selten dürfen wir heute unaufgeräumte Kriegstraumata, Missbrauch, verdrängte Gefühle, unbehandelte Depressionen, Angststörungen und ne ganze Handvoll anderer Traumata unserer Eltern beziehungsweise sogar Großeltern heilen.

Private Fragerunden auf meinem Instagram-Kanal sowie Gespräche mit verschiedenen Therapeutinnen oder Therapeuten haben gezeigt, dass es zu den häufigsten Glaubenssätzen zählt, dass wir denken: »Ich werde nicht geliebt« oder »Ich bin falsch«. So aber denken wir meist gar nicht zwangsläufig durch einen augenscheinlichen »Makel«, sondern das kann schon viel früher in uns Wurzeln geschlagen haben. Natürlich werde ich jetzt nicht all deine Dämonen mit dir auf diesen paar Seiten bekämpfen können, zumal es hierfür qualifizierte und ausgebildete Fachleute gibt. Und zu denen gehöre ich definitiv nicht. Aber ich kann dir meine Sicht der Dinge schildern und dir sagen, was mir geholfen hat und woran ich immer noch arbeite. Das Thema Psychologie ist so unfassbar interessant und fast nichts fühlt sich besser an als ein Knoten, der platzt, und die Erkenntnis, dass niemals du selbst schuld an deinen Selbstzweifeln bist, weil du absolut liebenswert bist. Aber um Schuld soll es hier auch gar nicht gehen.

Kommen wir nun mal zu dem Zusammenhang zwischen unserem größten Organ, der Haut, und unserer Psyche. Laut Dr. Reinhard K. Achenbach gibt es einen ganz klaren Zusammenhang zwischen unserer Haut und unserer Seele.[9] Deshalb auch der Spruch

»Die Haut ist der Spiegel unserer Seele.«

Ergibt absolut Sinn. Unser Nervensystem und unsere Haut sind nämlich aus dem gleichen Zelltyp entstanden. Ha! Das erklärt ja wohl einiges.

Laut einer Studie der Deutschen Gesellschaft für Psychosomatische Medizin DGPM kommt jede dritte Hautkrankheit noch mit jemandem im Schlepptau. Und zwar mit psychischen Problemen, wie beispielsweise einer Depression.[10]

Es ist also mehr als wichtig, auch in uns reinzuhorchen. Dahin, wo keine Creme wirksam hinkommt. Zumindest nicht, wenn du sie richtig anwendest.

Wenn du merkst, da fühlt sich etwas nicht so an, wie es womöglich soll, dann versuch bitte nicht, nur die Symptome zu unterdrücken. Finde vor allem einen Weg, deren Wurzel zu entdecken und zu heilen.

Man könnte es so ausdrücken: Tief unter unserem »kranken Mantel« brodelt es. Da möchte was raus. Das, was sich da auf unserer Haut sichtbar macht, ist nicht selten Wut von innen, die nicht gehört wird und sich deshalb unseren Augen zeigt.

Wieder befinden wir uns dann schlimmstenfalls in einem Kreislauf, denn durch psychische und psychosoziale Probleme kann die Psoriasis bei entsprechender Veranlagung nicht nur ausgelöst werden, nein, die Krankheit ruft diese auch hervor.[11] So ist die Psyche, im Gegensatz zu mir, quasi multitaskingfähig und kann sowohl Auslöser als auch Symptom sein. Einmal so viel »Multitasking-Talent« wie Psoriasis haben … Das wär´s.

Bei mir ist der Zusammenhang zwischen psychischem Stress und den Schüben auf jeden Fall nachzuweisen. Wenn ich merke, in meinem Kopf geht es rund, kann ich die Uhr danach stellen, dass meine Haut nachzieht. Einmal völlige Eskalation. Einmal Happy Hour. Zwei Stellen zum Preis von einer. Party auf der Haut, nur dass ich nicht mitfeiern will, diese Party aber über meinen Kopf hinweg entschieden wird und ich dabei sein muss. Ob ich nun möchte oder nicht. Ich mache aber das Beste draus. Ist bisschen wie mit Regen. Ich freue mich, wenn es regnet. Denn wenn ich mich nicht freue, regnet es ja trotzdem.

Früher hätte ich jetzt noch so was geschrieben wie »Nur dass das mit dem Regen irgendwie viel mehr Sinn ergibt, weil der ja für etwas gut ist und dann auch noch viel romantischer«. Aber heute, nach allem, was ich gelernt, gelesen und verstanden habe, schreibe ich, dass es mit dem Regen genau wie mit der Hautkrankheit ist. Auch sie ist für etwas gut. Sie warnt und erinnert mich, dass da etwas nicht stimmt und ich mal in mich hineinhören soll.

Die Psoriasis ist meine eigene Alarmanlage, die ich nur rechtzeitig genug hören muss, bevor's nen Hörsturz gibt: »Schalt mal runter, Kim. Schrei nicht bei jedem Gift, das dir angeboten wird, ›Hier!‹. Hör mal in dich rein.«

Also bin ich heute dankbar für diese Party. Eins kennen wir doch auch alle. Die besten Partys sind immer die, auf die man erst mal überhaupt keinen Bock hatte.

Aber noch mal kurz zum Stress …

Stress … und Achtsamkeit

Ich kann gar nicht sagen, dass ich diese Zeiten des Stresses und des daraus resultierenden Blühens nicht mag oder es mir vor ihnen graut. Sie zwingen mich ja wie gesagt in die Knie und rütteln an mir. Meine Haut schreit mich dann an und vermittelt mir, dass ich mir wieder etwas mehr Zeit für mich nehmen muss. Und das ist niemals etwas Schlechtes.

Ich nehme mich also in diesen Zeiten raus, höre mir besser zu, lese und bewege mich mehr und fahre generell mal wieder ein bisschen runter.

Da ist es wieder, dieses Achtsamkeitsding.

Achtsamkeit bedeutet ja nicht, fortan den ganzen Tag zu meditieren. Achtsamkeit bedeutet zu genießen. Dinge, die du tust, voll und ganz zu tun. Wenn du spazieren gehst, tue das mit all deinen Sinnen. Vielleicht kannst du mal so tun, als wärst du an diesem Ort, in dieser Stadt, in diesem Wald, an diesem Strand ... das allererste Mal. Wenn du eine Serie oder einen Film guckst, sei ganz und gar dabei. Wenn du etwas isst, pack das Handy mal weg oder schalte den TV aus. Lenk dich nicht ab. Genieße jeden Bissen. Wenn du isst, dann iss. Wenn du ruhst, ruhe und wenn du kackst, dann kacke. Denn nicht mal das können die meisten noch ohne Ablenkung. Dir ist nämlich möglicherweise aufgefallen, dass du nicht selten das Handy mit aufs Klo nimmst und da sitzt, bis dir die Beine einschlafen, weil du so abgelenkt bist von den Storys, die du dir reinziehst. Kennst du das? Warum machen wir das? Warum können wir nicht mal mehr einfach nur auf dem Klo sitzen, ohne nebenbei noch E-Mails zu beantworten oder Likes zu verteilen? Astrid Lindgren hat so schön darauf hingewiesen, dass man immer noch Zeit haben muss, einfach da zu sitzen und zu schauen. Und sie meinte damit sicher nicht, vor sich auf's Handy zu glotzen.

Crazy, dass wir einfach völlig verlernt haben, auch mal Langeweile zuzulassen. Und dabei ist diese gar nicht mal so unwichtig, denn die Phasen, in denen wir mal nix machen, fördern die Selbstständigkeit und die Kreativität. Man sagt das eigentlich bei Kindern, aber wenn ich mir das eine oder andere große Kind mal so angucke, sehe ich, dass da eventuell Langeweile-Nachholbedarf ist.

Achtsamkeit bedeutet für mich: Schmecke, höre, sieh, mache, fühle und rieche das Leben. Mal nicht »schnell noch, bevor das andere gemacht werden muss«, sondern so richtig ganz. Der Alltag ist laut und schrill und grell und bunt und schnell genug. Da dürfen wir uns mal für die kleinen Dinge unsere Zeit nehmen, auch wenn das viel,

viel leichter gesagt ist als getan. Aber es ist machbar, man darf sich nur immer wieder daran erinnern.

Ich kann momentan davon ein Lied singen, denn es gibt Tage, da nehme ich mir so wenig Zeit für genau diese Achtsamkeit, dass ich mir gerne nen Brennnessel-Arm verpassen will (na, wer kennt das noch?). Das sind so Tage wie »Nur noch schnell den Kindern die Sachen rausgeben und die Brotbüchse fertig packen, bevor ich schnell noch die Spülmaschine einräume und anmache. Ach Mist, ist noch nicht ausgeräumt. Okay, mache ich gleich. Muss nur noch schnell den Müll runterbringen und ne neue Tüte in den Mülleimer machen. Müllsack auf der Treppe gerissen, kein Problem, mach ich fix noch weg, bevor ich das eine Kind zur Schule verabschiede und das andere in die Kita bringe. Ach, du willst mit dem Roller fahren? Kein Problem. Und die Handschuhe haben nicht die richtige Farbe? Okay, ich lauf ja eh noch mal schnell zurück und hole den Helm und dann auch noch die Handschuhe die heute grün sein müssen, die ich allerdings erst noch suchen muss, bevor ich dich dann schnell bringe und dann fix noch mal zurück nach Hause muss, weil ich meine Tasche hab liegen lassen, bevor ich schnell zur Arbeit fahre. Ach, ich muss ja schnell noch tanken vor der Arbeit, hab ich gestern vergessen, weil ich mit den Gedanken beim Schulvortrag war, den ich schnell noch mit dem Kind begleiten darf. Jetzt aber schnell zur Arbeit, damit ich danach schnell noch einkaufen kann, bevor ich das Kind fix von der Kita abhole, damit wir schnell noch zum Zahnarzt können. Augenarzt ist erst nächste Woche. Oder war es letzte? Mist! Schnell noch telefonieren, während wir auf dem Weg zum Arzt sind. Nun aber schnell zurück, mit grünen Handschuhen, aber ohne Roller, weil wir den vergessen haben und ich ihn später noch fix holen muss. Aber erst schnell noch die Hausaufgaben von dem anderen Kind kontrollieren. Haben wir das Gedicht gestern eigentlich schnell noch geübt? Nee, dann jetzt schnell. Muss nämlich noch schnell ein Buch schreiben und noch mal was arbeiten, für den

Zweitjob, damit ich mich nach dem Rollerholen abends schnell noch an die Steuererklärung setzen kann. Ach, ganz schnell noch Essen machen und die Waschmaschine noch mal anstellen, wo die Wäsche seit fast zwei Tagen fertig drinlag. Häng ich nachher noch schnell auf, bevor ich schnell vorm Zubettgehen noch was esse. Puh, der Reis ist angebrannt, schnell n Toast machen. Ach, magst du heute nicht? Dann denk ich mir schnell noch was anderes aus, kein Problem. Muss halt nur kurz mal die Wäsche aufhängen. So, nun aber schnell noch die Kids ins Bett bringen. Du liest wirklich schön, aber den Rest dann bitte morgen, ich hab nämlich noch ein paar Sachen auf dem Zettel, die ich schnell noch machen muss ...«

Liest sich anstrengend? Ist es auch. Mal mehr, mal weniger. Wir leisten Großes, jeden Tag. So geht es uns allen und es ist wichtig, das zu sehen. Und stolz darauf zu sein. Und noch wichtiger ist es, genau aus diesem Muster mal ausbrechen zu können. Uns das zu gestatten. Damit unsere Akkus die Chance bekommen, sich wieder aufladen zu dürfen. Vielleicht auch zu müssen. Denn du und ich (und auch alle anderen Menschen by the way) haben vier psychische Grundbedürfnisse.[12]

Da ist das Bedürfnis nach Bindung

Hier muss ich vermutlich nicht viel erklären. Machen wir uns mal nix vor, ohne Bindung würden wir schlichtweg aussterben. Damit das nicht passiert, hat die Natur uns so gebastelt, dass wir uns (zumindest temporär) binden und uns fortpflanzen wollen. Wir haben das Bedürfnis nach Nähe und Zusammengehörigkeit. Oxytocin, das Bindungshormon, ist unsere Droge. Da können wir uns richtig schön drin suhlen. Wir sind Herdentiere und leben in wie auch immer gearteten Familien. Wird dieses Bedürfnis in unseren ersten Jahren nicht genug gefüttert, haben wir noch ein ganzes Leben etwas davon, wenn wir das nicht aufarbeiten.[13]

Das Bedürfnis nach Kontrolle und Orientierung

Das ist nicht nur so ein Kinderding, nein. Wir wollen über uns entscheiden und die Kontrolle über unser Leben. Wir wollen selbst sagen können, wo es langgeht, wie wir wohnen, was wir tragen, wer unsere Freunde sind und was wir gerne in unserer Freizeit machen. Und wir brauchen die Möglichkeit, uns in der Welt orientieren zu können, um unser eigenes Leben daran abzustimmen.

Das Bedürfnis nach hohem Selbstwert und dessen Schutz

Jeder möchte etwas wert sein. Wer sagt »Ist mir total egal, was andere von mir halten«, sagt wohl nur die halbe Wahrheit. Ich möchte als Mama gut sein und auch, dass meine Kinder das so sehen. Auf Arbeit möchte ich gute Leistung bringen und auch, dass diese anerkannt wird. Wenn ich dir eine gute Freundin bin, sag es mir gerne. Tut dir gar nicht weh und mir sooooo gut. Andersrum bedeutet das natürlich, dass uns Ablehnung und Ausgrenzung verletzen.

Und zuletzt das Bedürfnis nach Lust und Unlustvermeidung

Dieses Bedürfnis ist selbsterklärend. Wir wollen Lust auf Dinge haben und sie machen und Dinge, die keinen Bock machen, bestenfalls vermeiden. Allerdings können wir da Kompromisse eingehen. Hat ja alles was mit dem gewissen Maß zu tun. Nix macht immer nur Spaß und es lohnt sich, auch mal eine Unluststrecke in Kauf zu nehmen, wenn man dann dafür am Ende des Tages belohnt wird.

Wird eines dieser Bedürfnisse nicht befriedigt oder verhungert sogar, ist aber was los. Denn dann werden wir erwiesenermaßen krank.

Frag dich mal. Kommt eins dieser Bedürfnisse zu kurz? Warum könnte das so sein? Und kannst du daran was ändern? Denn bei diesen Bedürfnissen haben wir selbst den Großteil in der Hand.

Nerv mich nicht!

Von akutem Stress werden ja so ziemlich alle Grundbedürfnisse in die Enge getrieben. Und dann, wie gesagt: Willkommen im Teufelskreislauf von Stress und Schuppenflechte. Wir wissen ja schon, der Zusammenhang zwischen Psoriasis und Stress ist erwiesen. Stress triggert Schuppenflechte, gibt ihr Futter und lässt sie blühen. Was romantisch klingt, ist genau genommen scheiße.

Laut einer Studie sind in dem Blut von Psoriatikern unter Stress eine erhöhte Anzahl von bestimmten Entzündungsmarkern.[14] Mediziner nehmen also an, dass psychischer Stress Psoriasisschübe begünstigt. Ich unterschreibe das so zu 100 Prozent. Dafür muss ich nicht studiert haben. Die Rechnung ist sogar für mich, und du erinnerst dich vielleicht, wie ich zu Mathe stehe, gar nicht mal so kompliziert.

Psychische Belastung =
schlimmere Psoriasis
Verdrängen/falscher Umgang mit der Krankheit = psychische Belastung

Wenn du also in Stresszeiten nicht hysterisch »Stopp!« schreist und etwas änderst, dann kann es im schlimmsten Fall zu Depressionen führen – denn die folgen, wie ich schon beschrieben habe, gerne mal den Schüben auf der Haut. Hier muss man unbedingt Anlauf nehmen und mit Schwung aus dem Hamsterrad rausspringen. Bestenfalls ohne Bänderriss, ohne irgendwas mit ab- oder umzureißen und ohne Schädelhirntrauma. Also, was tun, wenn wir wieder mal im Sumpf des Stresses auf der Stelle treten?

Reflexion und Achtsamkeit sind der Schlüssel.

Erst mal muss man natürlich merken, dass da etwas mit unserem Leben nicht stimmt und dadurch wiederum mit unserer Gesundheit. Klar, wir lesen und hören immer wieder, man solle im Hier und Jetzt leben. Aber wer kann von sich behaupten, dies auch langfristig zu tun? Ist ja auch viel einfacher, sich Montagvormittag schon wieder auf Freitag zu freuen, sich immer wieder zum nächsten Urlaub zu hangeln oder schleichend in alte Muster zu fallen. Und ich weiß, wovon ich rede, ich falle oft und gern.

Du hast ja vielleicht schon den Test ein paar Seiten weiter vorn gemacht, wo es um deine eventuelle Neigung zur Depression ging. Um mal herauszufinden, wie sehr du psychisch ganz allgemein unter deiner Erkrankung leidest oder auch nicht, kannst du ganz schnell und einfach den DLQI-Test machen – das heißt Dermatologischer Lebensqualitäts-Index. Dann hast du es noch mal schwarz auf weiß. Den Test gibt´s unter www.psoriasis.info.[15]

Mein persönlicher Balsam für die Seele ...

... und somit indirekt ja auch irgendwie für die Haut.

Wenn ich merke, ich fange wieder an, mit mir und/oder meiner Haut zu hadern, helfen mir ein paar Punkte. Die findest du ganz ausführlich im Kapitel »Wer schön sein will, muss glücklich sein«. Aber da das auch so gut zu diesem Kapitel hier passt, habe ich eine Sache dort nicht mit aufgeführt und mir für diesen Platz hier aufgehoben. Es geht darum, in der Natur zu sein. Mich mit ihr zu verbinden. Die Natur kann so heilsam sein. Sie macht laute Gedanken leise und räumt dein Innen auf, damit dein Außen wieder funktioniert, ohne großes Tamtam.

Kaum etwas holt dich besser runter, lässt dich mal richtig durchatmen und abschalten als die Natur und der Prozess, sich mit ihr zu verbinden.

An einem Tag, an dem ich morgens schon am Meer stand oder sogar ihn ihm geschwommen bin, fühle ich mich in der Regel nicht kacke. Das ist der Ort, an dem ich spüre, alles ist richtig, wie es ist. Alles wird gut und passiert, weil es passieren muss.

Wie die grandiose Charlotte Roche schon gesagt hat: »Im Wald triffst du keine anderen Menschen, die dir voll auf den Sack gehen, und bist nicht gezwungen, Plakate zu lesen, Werbung in deinen Kopf zu lassen und anschließend bei Amazon einzukaufen. Die Natur will dir nichts verkaufen. Du sollst nur sein, im Hier und Jetzt. Glücklich.«[16] Wie recht sie hat und wie sehr ich das fühle. Vermutlich ist es genau das, was mich fast täglich ans Meer zieht, einfach um zu sein und um zu atmen.

Hier können wir einfach mal sein. Und wenn wir richtig coole Gangster sind, dann lassen wir sogar mal das Handy in der Tasche. Zu Hause wäre vielleicht ein bisschen viel verlangt.

Das haut so (nicht) hin

Ich kann mich erinnern, mit meiner Mutter in etlichen verschiedenen Praxen gesessen zu haben. Gefühlt hat ihr meine Krankheit mehr zugesetzt als mir. Zumindest im anfänglichen Stadium. Ich erinnere mich genau, wie wir bei einer Ärztin saßen, die mir das Gefühl gab, ich sei selbst schuld an dieser »Misere«. Ich glaube, ich habe angefangen zu weinen, aber nicht, weil es für mich so schlimm war, sondern weil ich sah, wie die Tränen meiner Mama kullerten. Vielleicht, weil sie es unfair fand, vielleicht, weil sie machtlos und unsicher war, vielleicht, weil sie ahnte, was noch auf mich zukommt. Vielleicht, weil manchmal alles etwas viel ist und ich heute, selbst Mutter zweier wunderbarer Kinder, weiß, wie schwer es ist, den Schmerz der eigenen Kinder zu ertragen.

Die ersten Jahre gab's ne Salbe und gut war's. Es wurde nicht viel probiert, aber das war anfänglich auch nicht wirklich notwendig, denke ich heute. Zumindest glaube ich, dass die Ärzte das dachten. Ich erinnere mich, dass es mit ungefähr zwölf Jahren immer schlimmer wurde und so musste nun zu anderen Mitteln gegriffen werden.

Ich habe eine Menge probiert, aber natürlich noch lange nicht alles. Manche Dinge kommen noch, auf andere möchte ich – zumindest momentan – gerne komplett verzichten. Auch hier gilt, wie bei so ziemlich allem:

Es gibt nicht diese eine Therapie. Jeder Körper ist anders und spricht eine andere Sprache.

Jede oder jeder darf und muss für sich selbst entscheiden, was sich für sie oder ihn gut anfühlt. Früher wollte ich »einfach nur geheilt« werden, und das um jeden Preis. Jedes Wimpernpusten, jede Sternschnuppe, jedes Auspusten der Kerzen auf der Torte, jedes noch so kleine »Wünsch dir was!« war ein »Bitte erlöse mich. Warum muss ich das haben?! Ich möchte doch einfach nur gesund und normal sein.«

Statt mich mit meiner Krankheit wirklich auseinanderzusetzen, begann eine Zeit, in der ich von einem Termin zum anderen rannte. Pillen schluckte, mit Nebenwirkungen kämpfte, mich stundenlang in UV-Kabinen wie ein Broiler drehte, mir Spritzen in Stellen rammen ließ, auf die man selbst nie kommen würde, Schwimmhäute in Solebädern bekam und Tausende Kilometer in Kliniken fuhr, die die Rettung sein sollten, dies aber immer nur für ein paar Wochen waren.

Auf meinem Weg habe ich dann irgendwann erkannt, dass das nicht alles ist. Ja klar, ich hätte die Pillen weiter schlucken können, wäre vielleicht »erscheinungsfrei« geworden, hätte mich aber mit schlimmen Magenkrämpfen und Flashes (Hitzewallungen und Erröten des Gesichts und das in meiner Lehre, in der ich unter anderem an einer Rezeption vor vielen Menschen stand) rumgeplagt. Ich habe etliche Cremes probiert, bis ich etwas gefunden habe, was mir hilft, die kalte, trockene Jahreszeit zu überstehen. Dennoch bin ich niemand, der sich bei jedem Bisschen was reinschmeißt. Medikamenten stehe ich nicht ganz so offen gegenüber, was ich als Vorteil sehe. Dadurch probiere ich anderes und probiere lieber alternative Therapien. Ich versuche, auch Krankheiten, Kopfschmerzen, Schmerzen anderer Art, Fieber und Ähnliches immer erst mal so wegzukriegen. Mit Schlaf, Pausen oder beispielsweise CBD-Tropfen (aus der Hanfpflanze).

Ich nutze Cremes, in denen Kortison ist, wirklich nur, wenn nix mehr geht. Wenn nix mehr geht, ist das übrigens noch nicht der »worst case«. Der ist nämlich, wenn wirklich gar nix mehr geht. Das ist in meiner Psoriasis-Laufbahn glücklicherweise »nur« zweimal aufgetreten (und nicht ... Muhaha). Es äußert sich darin, dass der Schub so schlimm ist, dass man kaum noch einen Fuß vor den anderen setzen kann, weil die Haut an den Beinen bei jedem Schritt mehr einreißt. Sie schmerzen, sind entzündet und bluten. In beiden Fällen musste ich für mehrere Wochen in die Hautklinik. Nicht zu verwechseln mit einer Kur. Die durfte ich auch schon genießen. All das hilft sehr gut, aber wie wir ja nun schon wissen, nur temporär. In meinem Fall wurde ich mit einer Erscheinungsfreiheit von sagen wir mal zwei oder drei Wochen belohnt. Dann fing ich langsam wieder an zu blühen.

Auf Kur gibt es immer ein straffes Programm. Ich erinnere mich, dass ich auf einer Kur, ich muss um die vierzehn oder fünfzehn Jahre alt gewesen sein, sogar dort zur Schule ging. Logisch, ich war sechs Wochen dort, und komplett zu verblöden wäre natürlich nicht die beste Idee gewesen. Neben der Schule gab es auf Kur Physiotherapien, Salbungen, Bestrahlungen, psychologische Therapiesitzungen und Bewegung. Ich hasse Abschiede und ich erinnere mich daran, wie schwer es war, meine Freunde für sechs Wochen zu Hause zurückzulassen, um dann in der Kinderkurklinik neue Freundschaften zu schließen und diese dann nach der kurzen Zeit für immer loszulassen.

All diese Erfahrungen und Versuche waren es wert, denn sie haben mich natürlich nicht geheilt, aber sie haben dazu beigetragen, dass ich heute stehe, wo ich stehe, und dass ich bin, wer ich bin. Dafür bin ich dankbar.

Also: Was hab ich alles schon probiert?

Von A wie Annehmen bis Z wie Zuschmieren, habe ich wirklich schon so ziemlich alles probiert. Außer die Biologika-Spritzen. Ich denke, mir würde wirklich zu jedem Buchstaben des Alphabets etwas zu meiner Schuppenflechte einfallen. Okay, vielleicht fast. Vielleicht wird nicht jedes Wort beschreiben, was ich schon probiert habe, aber jedes steht für etwas, was ich mit meinem Psoriasis-Schicksal verbinde.

Okay, cool, ich probiere es mal.

A –

fangen wir mal mit dem schönsten an – Annehmen. Das ist etwas, was ich sehr spät (aber besser spät als nie) probiert habe und bis heute praktiziere. Mit nichts habe ich mich so gut gefühlt wie damit. Seit ich mich so annehme, wie ich bin, bin ich ein anderer Mensch.

B –

Besprechen. Tatsächlich war ich mehrere Sitzungen beim Besprechen, wobei eine Frau mit der Hand über mir versucht hat, meine »Dämonen zu verjagen«. Hat damals nicht geklappt, aber wer weiß? Ich war vielleicht einfach noch nicht offen genug dafür. Heute sehe ich viele Dinge generell ganz anders. Ich habe von vielen positiven Erfahrungen damit gehört, würde es grundsätzlich auch noch mal probieren, denke aber, dass ich es zum heutigen Stand nicht brauche.

C –

Cortison. Im Deutschen mit K, aber passt hier grad. Ja, ich habe vermutlich schon Salben auf mich draufgeschmiert oder schmieren lassen, die ein ganzes Schwimmbecken füllen könnten. Heute versuche ich es größtenteils ohne Kortison, weil es ein »falscher Freund« ist, wie wir im Laufe des Buches noch erkennen werden.

D –

Demütigungen. Ist jetzt nix, was ich in dem Sinne ausprobiert habe, gehört aber zu dieser Krankheit definitiv dazu. Demütigungen hab ich wirklich einige ertragen müssen. Heute weiß ich, wäre es nicht das gewesen, wäre es was anderes, worauf sich Leute gestürzt hätten, die gerne mal gemein sind. Jeder hat sein Päckchen zu tragen.

E –

Ernährung. Für meine Haut habe ich einige Ernährungsumstellungen ausprobiert und umgesetzt. Ich kann sagen, dass es sich lohnt, mal über den Tellerrand zu schauen und da ein bisschen zu experimentieren. Zu verstehen, was für den Körper Gift ist, ihn zu begreifen und ihm eher Gutes als Schlechtes zu tun. Ich gehe auf dieses Thema im Laufe des Buches noch ein und vielleicht kannst du ja die ein oder andere Sache für dich und deine Ernährung mitnehmen.

F –

Fasten. Ist etwas, was ich mir wirklich schon eine ganze Weile vornehme. Das Basenfasten soll es werden. Bestimmt herausfordernd, aber nicht unmöglich und ganz sicher supergut für den Körper. Hab ich also noch nicht probiert, das soll aber nicht so bleiben.

G –

Gandusha (ich weiß übrigens seit fünf Minuten, dass es so genannt wird). Das sogenannte Ölziehen aus der ayurvedischen Medizin. Ich habe das eine ganze Zeit gemacht und frage mich gerade wirklich, warum ich damit aufgehört hab. Aber es ist vermutlich so wie mit allem. Wenn man es einmal schleifen lässt, isses vorbei. Ich werde mal wieder anfangen. Ölziehen heißt, man nimmt etwa einen Esslöffel pflanzliches Öl (zum Beispiel Kokos-, Lein oder Sesamöl) nach dem Aufstehen in den Mund und zieht und bewegt es für fünf bis zehn Minuten immer wieder durch die Zähne, anschließend unbedingt ausspucken, mit warmem Wasser den Mund ausspülen und Zähne putzen. Man sagt, dass es Bakterien und Schadstoffe bindet, es wirkt außerdem entgiftend und trägt zur Besserung von Migräne, Magen-Darm-Erkrankungen, chronischen Atemwegserkrankungen, Rheuma oder eben Schuppenflechte und etlichen anderen Hauterkrankungen bei.[17] Probieren kostet ja nix. Also los.

H –

Haut. Ist wohl einfach mein Thema. Was früher schmerzhaft für mich war und für Distanz gesorgt hat, bringt mich heute mit Menschen zusammen und hat mir so viele Möglichkeiten eröffnet. Heute denke ich: Wie wunderbar, dass sich diese Krankheit mich ausgesucht hat.

I –

Igitt. Haben Menschen über mich nicht nur einmal gedacht. Und manche tun dies vielleicht auch hier und da noch heute. Das ist okay. Das ist menschlich. Ich bin da, um genau das zu ändern. Mit Verständnis, mit Aufklärung.

J –

Juckreiz. Für mich mit das Schlimmste an der Psoriasis. Ich komme mit allem wirklich gut zurecht, aber wenn ich dann mal blühe und mir an diesen Stellen am liebsten die Haut abreißen würde, kann mich das schon mal fast irre machen. Mir hilft hier Klopfen oder Cremen, mit einer Creme, die etwas kühlend wirkt. Es gibt auch Medikamente gegen Juckreiz, aber da bin ich keine große Freundin von, wenn man es auch anders in den Griff kriegen kann.

K –

Kliniken und Kuren. Hatte ich ein paar. Bestimmt fünfmal war ich für bis zu sechs Wochen in Kliniken, um zu heilen. Ich muss sagen, dass das immer den gewünschten Erfolg brachte, aber eben nur temporär. Wenn man zu Hause wieder in alte Muster verfällt, nicht jeden Tag die Symptome mit etlichen Cremes und Bestrahlungen bekämpft und vor allem nicht täglich Sonne und Salzwasser hat, dann ist die Wurzel eben immer noch das, was sie auch vor der Kur war. Krank.

L –

Lichttherapie. Beziehungsweise die Balneo-Foto-Therapie, die Kombination aus Bade- und Lichttherapie. Diese hatte ich sehr oft und sie hilft auf jeden Fall. Erst mal zwanzig bis dreißig Minuten in eine Solewanne steigen und danach geht's in eine Bestrahlungskabine. Tut meiner Haut und meinem Gemüt sehr gut, frisst aber natürlich Zeit. Empfehlen kann ich es aber wirklich, wenn es mal schlimm ist.

M –

Medikamente. Tabletten, Salben, Cremes, Homöopathisches. Hab mich da durch Diverses durchprobiert, um irgendwann zu verstehen, dass das nie meine Lösung sein kann.

N –

Nagelpsoriasis. Auch ein Riesenthema, denn viele Betroffene haben befallene Nägel. Hier verändert sich durch die Schuppenflechte an den Nägeln die Form oder auch die Farbe. Es kann sogar vorkommen, dass sich Nägel ablösen. Ich hatte die sogenannten Tüpfelnägel. Bei dieser Form der Nagelpsoriasis hat man eine Menge kleiner, nadelkopfgroßer Grübchen in den Nägeln. Heute hab ich das, wenn überhaupt, nur noch vereinzelt. Behandelt habe ich die Nagelpsoriasis übrigens nie mit Medikamenten. Es war wohl auch hier mein Mindset, das zu der Verbesserung geführt hat. Ha!

O –

Outfits: Die Klamotten haben ne Riesenrolle gespielt. Für mich gab es nur lang.

P –

PASI. Um festzustellen, wie schwer der Grad der Psoriasis ist, kann man den Psoriasis Area and Severity Index errechnen lassen. Hierzu werden Rötung, Dicke und Schuppung der Herde an den verschiedenen Körperteilen eingeordnet. Diesen Test kannst du in der Hautarztpraxis machen lassen.[18]

Q –

Qualen. Das Wort verbinde ich auch mit der Krankheit, denn davon nimmt man einige mit. Sowohl körperlich als auch seelisch, wobei ich ja heute denke, dass die körperlichen durch die seelischen ausgelöst werden und andersrum. The struggle is real. Aber man kann diesen Kreis durchbrechen. Ich habe es geschafft, also kann es jede und jeder andere auch.

R –

Rheuma-Arthritis. Eine häufige Begleiterscheinung der Psoriasis-Arthritis, also der Schuppenflechte, bei der die Gelenke mit befallen sind. Diese Diagnose habe ich nicht.

S –

Sonne und Salzwasser. Für mich die allerbeste Heilung. Ich bin eine Woche im Süden und fühle mich wie neugeboren. Das ist auch der Grund, warum ich unter anderem Vitamin D supplementiere, einen UV-Kamm habe und jeden Sonnenstrahl einfange, als hinge mein Leben davon ab.

T –

Tabletten. Einmal versucht und nie wieder. Sie haben mir gezeigt, dass das nicht richtig sein kann, wenn ich zwar eine bessere Haut habe, dafür aber physische Schmerzen und Ähnliches bekomme.

U –

UV-Bestrahlung. Damit habe ich schon sehr viel Zeit verbracht. Ich erinnere mich daran, wie sich meine Mitschüler in der Ausbildung morgens im Bett noch mal rumgedreht haben, wenn ich schon auf dem Weg in die Praxis war, um mich in die Bestrahlungskabine zu stellen. Für die Psoriasis auf meiner Kopfhaut habe ich von der Krankenkasse einen UV-Kamm genehmigt bekommen.

V –

Vertuschen. Das hab ich echt lange probiert. Kann dir sagen, hat überhaupt nicht funktioniert. Das hat es sogar viel schlimmer gemacht. Muss ich eigentlich nicht dazusagen, mach ich aber trotzdem. Viel zu viele Menschen vertuschen die Krankheit heute noch, was mir das Herz zerreißt.

W –

Weglassen. Ich habe schon früh von einem Heilpraktiker mit auf den Weg bekommen, dass tierische Fette und Weizen meine Endgegner sind. Dazu kommen natürlich toxische Dinge wie Nikotin und Alkohol. Ich war kein Kind von Traurigkeit und auch heute gibt es hier und da mal ein Bierchen, aber ich weiß: Die Dosis macht das Gift. Ab und zu ist mal eine Ausnahme drin. Ich habe gelernt, meinem Körper zuzuhören und die Reißleine zu ziehen, wenn es mal wieder an der Zeit ist. Grundsätzlich achte ich ganz anders auf Dinge. Mehr Infos zur Ernährung etc. kommen noch.

Z –

Zuckerfrei. Ich habe ja schon erzählt, dass ich auf gewisse Dinge eine Zeit lang verzichtet habe und/oder das auch immer mal wieder tue. Darunter gab es auch sieben Wochen Zuckerfreiheit. Was am Anfang wirklich superherausfordernd war, da (zugesetzter) Zucker in wirklich vielen Lebensmitteln enthalten ist, wurde mit der Zeit immer einfacher und besser. Generell hat diese Zeit meinen Zuckerkonsum und mein ganzes Essverhalten grundlegend und nachhaltig verändert. Nach ein paar Wochen ohne jeglichen Zucker habe ich dann festgestellt, dass meine Haut wahnsinnig gut aussah. Ich kann dir also nur empfehlen, das mal zu machen und zu gucken, wie dein Körper darauf reagiert. Es gibt zu diesem Thema eine Menge Bücher und mittlerweile auch essenstechnisch so viele Alternativen, dass man sich nicht wirklich quälen muss.

Also du siehst, ein bisschen was habe ich über die Jahre schon durch. Egal, was du davon gerne umsetzen möchtest, du solltest dir Ziele setzen und sie dann wirklich angehen. Mach die Augen zu und denke an das, was du sein oder schaffen willst. Und wenn du es dir vorstellen kannst, dann kannst du es auch haben oder sein. Alles, was du dir vorstellen kannst, kannst du auch erreichen und werden.

Wenn du es wirklich möchtest, wirst du es schaffen. Ganz sicher.

Und der allererste Schritt dazu liegt wirklich bei A wie Annehmen. Annehmen, dass diese Krankheit ein Teil von mir ist und dies vermutlich auch ein Leben lang bleibt, ist für mich persönlich die beste Medizin gewesen. Es ist schön zu wissen, dass es Möglichkeiten wie Cremes, Bestrahlung, innere Therapie gibt, falls es mal wirklich so schlimm ist, dass ein normales Leben anders nicht zu bestreiten ist. Aber zu verstehen, dass das zu mir gehört, dass das ich bin, hat es so viel besser gemacht!

Felix und seine »Hautdiät«

Es gibt aber auch Betroffene, die eine kranke Haut nie akzeptieren wollen, und das kann ich auch wirklich nachvollziehen. Hierzu durfte ich ein bisschen mit Felix Dahlmanns schnacken, auf den ich schon vor Jahren durch sein Buch aufmerksam wurde. Ein ziemlich cooler Typ, der mir nicht nur ein paar Bücher voraus ist, sondern auch noch eine Therapie, die ihn erscheinungsfrei macht und die er außerdem selbst konzipiert hat. Deswegen möchte ich sie dir hier auf keinen Fall vorenthalten, weil ich sie auch selbst gerne mal ausprobieren möchte. Also werde.

Felix, der Medizin studierte und unter anderem Autor des Buches *Die Hautdiät* ist, hat ebendiese entwickelt, weil er nicht daran glaubt, dass Schuppenflechte eine Krankheit ist. Es ist seiner Ansicht nach eine Mangelerscheinung oder eine toxische Reaktion, die sich eben als chronische Entzündung der Haut äußert. Felix selbst bekam Psoriasis, als er fünfzehn oder sechzehn Jahre alt war. Eine schlimme Zeit für ihn als Teenager und ich fühle jedes Wort, was er dazu sagt. »Es war nichts, worauf man stolz war. Ich hab mich wirklich sehr dafür geschämt, wollte es nicht gerne zeigen. Ich habe es einfach nicht geschafft, mir einzureden, es schön zu finden, auch wenn ich es akzeptiert hab und es ein Teil von mir war und teilweise noch ist. Da war ich sehr vorsichtig. Ich wollte einfach nicht resignieren und sagen ›Ok, das ist jetzt halt so.‹ Damals wusste ich noch nicht, dass man etwas machen kann. Heute weiß ich, man kann! Damals: Nur lange Kapuzenpullis, nie T-Shirts … Wenn dir ein Mädel durch die Haare greift und es einfach nur runterrieselt … Schrecklich. Ich war auch so unruhig, weil ich nicht wusste, was genau es ist und woher es kommt. Und ich hab mich einfach nicht damit abgefunden, dass ich diesen Spaß jetzt immer haben muss.«

Ich frage ihn, wann er denn begonnen hat, offen damit umzugehen. Die überraschende Antwort: gar nicht! Immer noch versteckt er sie, wenn sie mal zurückkommt und er sie denn verstecken kann. Ist sie an Stellen, die man nun mal sieht, weil man schlecht mit Fäustlingen rumrennen kann, reagiert er mit Flucht nach vorn. Gleich beim Hallo gibt es dann ein: »Jo, guck mal, meine Haut dreht grad richtig ab, muss mal wieder was tun.« Und gut ist.

Fast ein bisschen neidisch bin ich auf seinen Schweinehund, der tut nämlich alles dafür, dass so ein Szenario nicht mehr oft bis gar nicht mehr vorkommt. Und das hat er einem Zufall zu verdanken. Es war ein Nachmittag bei seiner Oma, als diese einen alten verstaubten Wälzer aus dem Bücherregal zog, in dem es dieses eine Kapitel darüber gab, wie man mit Ernährung die Schuppenflechte heilen könne. Und hier machte es das erste Mal Klick in Felix' Köpfchen. Wie das so richtig funktioniert, hat er dann selbst herausgetüftelt. Mit dieser Mischung aus Medizinstudium und Selbststudium. Nach und nach wurde ihm klar, wie es geht, nach den Regeln der – in diesem Fall – Haut zu leben (bei anderen sind es der Darm, die Zähne, die Gelenke und so weiter). Es gibt verschiedene innere Ursachen und wenn man diese mal gezielt angeht, dann ... bam bam bam ... kann das Resultat Linderung oder Heilung sein.

Ernährung und eine passende Lebensweise sind der Schlüssel.

Felix wurde klar, dass nicht einfach die Haut die Krankheit hat, sondern dass es ein Problem an der Wurzel gibt, in uns drinnen. Heute beeinträchtigt die Krankheit ihn kaum noch, weil er sie mit seiner Ernährung super im Griff hat. Als ich mit ihm sprach, war er augenscheinlich beschwerdefrei. Es gibt also auch einen Weg vorbei an der Akzeptanz und vorbei an den Kortisoncremes, den Spritzen und den Tabletten. Man sollte nie aufgeben, bis man sich wohlfühlt.

Felix hat mich am Ende unseres Gesprächs gefragt, wie es mir denn so geht und ob mich die Haut nicht manchmal noch ärgert. Mein erster Impuls war ein Nein. Mein primärer Wunsch ist es nicht mehr, komplett beschwerdefrei zu sein. Ich freue mich sehr für ihn und seinen Erfolg und ich werde die Hautdiät auf jeden Fall probieren, weil sie eben nicht nur etwas mit der Schuppenflechte zu tun hat, sondern auch mit dem Rest unseres Systems. Aber ich fühle mich wirklich sehr wohl, wo und wie ich gerade bin. Und das kann ich mit Stolz behaupten.

Wir sind uns absolut einig darin, dass diese Krankheit eine Bereicherung ist, und das sehe ich wirklich so. Und Felix hat für sich verstanden, dass Psoriasis keine Krankheit in diesem Sinne ist, sondern ein Feedback des Körpers. Unzählige Betroffene konnten sich durch sein Wissen übrigens schon heilen. Also ist es vielleicht auch für dich einen Versuch wert, falls du ihn nicht sowieso schon längst kennst. Seine Website, über die er unter anderem sein Coaching anbietet, heißt: www.diehautdiaet.com.

Er und ich haben einfach so viel gelernt und können anderen damit helfen. Er auf seine Weise und ich auf meine. Zusammen wären wir wohl unschlagbar ;) Felix, Lust, ein Buch mit mir zu schreiben? Haha!

Tipps von Felix

Es gibt drei Hauptdinge, die Felix predigt. Vielleicht ist ja was dabei, was dir helfen kann. Versuch macht klug.

Richtig viel saufen. Damit ist »leider« kein Wein gemeint. Frisches Zitronenwasser, Kräutertee und kalt gepresste Säfte aus Gemüse und Obst sind die Devise. Wenn das Blut wie Ketchup ist, wird das nichts. Dann kommt nichts rein in die Zellen, sondern fließt drumherum. Dann machen die Zellen höchstens Schlammcatchen. Und wer kann schon vernünftig arbeiten, wenn er nebenbei rangelt? (Watt n Wort!) Ich nicht. Kannst du meinen Chef fragen.

Jedenfalls … Feuchtigkeit für die Haut kommt von innen. Wissen wir alle, dafür muss man nicht studiert haben, aber manchmal muss man Dinge eben einfach drölfzig Mal hören, um sie zu verinnerlichen und vor allem, um sie endlich umzusetzen. Ich finde mich da wieder. Aber ich trinke weitaus mehr, seit ich meine Lieblingsflasche hab. Kleiner Lifehack, den jeder kennt, aber kaum einer macht: in jedem Zimmer ein Glas Wasser stehen haben. Kleine Challenge mit dir selbst: Probiere es aus und trinke einfach mal genug.

Hoch dosierte Mikronährstoffe. Mikro ... watt? Ist die Haut krank, sind Zellen krank. Damit die Zellen tun, was sie sollen, brauchen sie essenzielle Nahrungsbestandteile: Das sind Inhaltsstoffe, die wir unserem Körper über unsere Nahrung zuführen müssen, da er zwar viel kann, aber diese selbst herstellen leider nicht. Das erklärt bei mir einiges.

»Häufig scheint bei Hauterkrankungen auf zellulärer Ebene ein Mangel an verschiedenen Mikronährstoffen zu bestehen«, sagt Felix. Und hat damit bestimmt recht. Ich vertraue ihm da einfach mal. »Also müssen wir diesen ausgleichen und dem Körper seine essenziellen Nahrungsbestandteile wie Vitamine, Mineralien und Spurenelemente hoch dosiert zuführen.«

In seiner Diät werden keine synthetischen Präparate verwendet, sondern verschiedene Superfoods. »Die Nährstoffe aus Weizen- und Gerstengraspulver sowie aus den Algen Chlorella und Spirulina sind von Mutter Natur höchstpersönlich produziert und wirken für die Zellen so förderlich wie Dünger für eine schwächelnde Pflanze. Verpackt in grünen Shakes sind diese Flüssigmahlzeiten wahre Booster für das Immunsystem und eine Entlastung für den Verdauungstrakt.« So Felix. Kluger Mann. Das ist übrigens etwas, das ich jetzt ausprobieren möchte und so vorher noch nicht wirklich gemacht habe.

Basenbäder und Lymphdrainagen. »Hast du ne Wanne?«, fragt Felix mich bei unserem Gespräch. »Nee? Okay, das ist doof.« Dank ihm werde ich mich also demnächst immer mal in Embryonalstellung in meine Duschwanne klemmen (Zahlen beherrsche ich immer noch nicht, aber ich schätze, sie ist nicht größer als achtzig mal siebzig

Zentimeter). Das wird ein Bild für die Götter sein. Aber laut seiner völlig einleuchtenden Erklärung kann, nein muss man die Entgiftungsorgane (Leber, Niere, Darm, Haut, Lunge) entlasten und unterstützen. Das kann man, indem man in Embryonalstellung in der Duschwanne klemmt? Vielleicht ..., aber vor allem meint er: beim Baden.

Haut und Lymphsystem können wunderbar in Basenbädern stimuliert werden. Und unsere entzündete Haut profitiert auch durch lange und ausgedehnte Basenbäder. By the way hab ich mir jetzt zumindest angewöhnt, mit Basenbädern zu duschen. Ich reibe mich einfach zwei Minuten mit dem Pulver ein und ab. Ist auch gleich noch wie ein Peeling.

»Das vom pH-Wert saure Milieu in der entzündeten Haut wird durch das basische Wasser mild abgepuffert und entspannt die Haut. Und das für die Gesundheit so wichtige, aber von Ärzten fast nie behandelte Lymphsystem, dessen Funktion es ist, unsere Zellen von Abfallprodukten zu reinigen, kann durch spezielle Massagen und Lymphdrainage gleichzeitig wunderbar in der Badewanne stimuliert werden.« Dabei wird die Haut zudem effektiv von überflüssigen Schuppen befreit, was sie ebener macht und besser atmen lässt. Für die Gesundheit auf natürlichem Wege lassen sich durch Basenbäder und Lymphdrainage also drei Fliegen mit einer Klappe schlagen.

Für Basenbäder brauchst du im Prinzip nur Natron, es gibt aber auch etliche tolle Basenbäder mit weiteren sinnvollen Zusätzen. Ich habe eins von BasoProtein (Empfehlung), das noch mit Lavendelblüten angereichert ist und also auch noch echt gut riecht.

Und noch mal kurz zur Lymphdrainage. Hier ist es immer ratsam, erst mal mit einem Arzt oder einer Ärztin zu sprechen, ob das was für dich ist. Es gibt nämlich durchaus Krankheiten, bei denen es nicht empfehlenswert ist, zum Beispiel dekompensierte Herzinsuffizienz.

So, watt ist die Lymphe überhaupt? Gute Frage, ich weiß es seit genau fünf Minuten und versuche, es kurz mal zu erklären. Das Lymphsystem ist neben dem Blutkreislauf das wichtigste Transportsystem in unserem Körper. Die Flüssigkeit in den Lymphgefäßen sorgt unter anderem dafür, dass die Nährstoffe auch wirklich zu den Zellen kommen und der Körper andersherum von unerwünschtem Zeug befreit wird. Mit einer Lymphdrainage kann man den Fluss dieser wichtigen Flüssigkeit kräftig unterstützen. Einfach mit beiden Händen in kreisenden Bewegungen die Haut hin und her schieben und so sanft massieren. Wichtig ist, dass der Druck nicht so stark ist, dass der Muskel massiert wird. Danach bitte viel Wasser trinken.

Das alles ist übrigens nicht nur bei der Behandlung von Hautkrankheiten wirksam. Man sagt auch, dass es unter anderem bei Stress, Infektanfälligkeit, Müdigkeit, Schlafstörungen, Verdauungsproblemen und Migräne helfen kann.[19]

Ich bin sehr dankbar für das Gespräch mit Felix. Es hat auch mir wieder eine neue Möglichkeit aufgezeigt, die ich so noch nicht probiert habe. Und wie du weißt, hab ich ja doch schon ein oder zwei Sachen probiert. Ich kann bestätigen, was ich mal gehört habe: Diese Krankheit ist ein nie endendes Experiment mit sich selbst.

Du bist, was du isst

Oder wie Julia Lang, Ernährungsberaterin, die ich ein paar Sachen fragen durfte, zu sagen pflegt: »Du bist, was du verdauen kannst!«

Jo, weiß man (eigentlich). Ist mir nicht neu und trotzdem ist es so, dass ich, sollte dieses Sprichwort stimmen, ne Spaghetti bin. Und n Lauch.

Die, die mich vielleicht schon kennen, wissen, dass ich den Titel meines (stiefmütterlich geführten) Podcasts lebe: »Nudeln zum Frühstück«.

Ich eskaliere nicht ständig, zumindest ein paar Zentimeter meines Körpers würden aus Salat bestehen. Das sind die beiden Lebensmittel, die ich schon immer feiere. Kann mich ausschließlich davon ernähren. Ansonsten ist aber bei mir auch Luft nach oben. Oft zu wenig getrunken, zu viel Sch**ß gegessen, zu unregelmäßig. Und so weiter.

Wenn wir Felix, Julia und noch einigen anderen Ernährungsberatern Glauben schenken dürfen, und das tue ich (nur ist die Liebe zu meinen Nudeln im Moment noch ausgeprägter als der Wille, endlich rein und geheilt zu sein), dann sind wir in der Lage, »nur« durch Ernährung alles zu ändern. ALLES.

Nun ist es ja so, dass zur Selbstliebe gehört, gut zu sich zu sein. Dass es nicht ganz so gut ist, sich jeden Tag viermal von Nudeln, Pizza und Rumkugeln zu ernähren, ist mir mittlerweile wirklich klar. Aber ich kann meinem Körper mittlerweile so gut zuhören und verstehen, wann es Zeit ist, mal wieder an einer Hülsenfrucht zu lecken. Regelmäßig merke ich, wie ich meinen Körper einfach nicht mehr fühle und mir dann wieder mehr Gutes tue. Hier mal ein paar Wochen komplett vegetarisch oder sogar vegan, da mal sieben Wochen zuckerfrei ... Und auch, wenn ich solche Formen der Ernährung dann nicht komplett und für den Rest meines Lebens praktiziere, ist es doch so, dass mir diese Zeiten helfen, wieder viel bewusster zu essen und mir nicht jede Schoki aus Gewohnheit im Vorbeigehen reinzuschmeißen, nur weil sie auf dem Weg lag.

Wann hast du eigentlich das letzte Mal achtsam gegessen? Also dich mit all deinen Sinnen nur auf das Essen konzentriert? Ich muss zugeben, obwohl ich eigentlich so gar kein multitasking-fähiger Mensch bin, nutze ich diese Zeit immer ... »negativ effizient«, nenne ich es mal. Beim Essen noch schnell Mails checken oder eine Folge gucken, über dies und das reden oder im schlimmsten Fall im Stehen oder Gehen essend noch schnell andere Dinge erledigen. Dabei wäre es echt mal ne coole Sache, wenn man einmal am Tag eine Mahlzeit isst und nichts anderes nebenbei macht. Sich nur in Ruhe fragt: Wie schmeckt das? Bin ich noch hungrig? Wie fühlt sich das an? Handy weg, kein Quatschen, kein Gucken, nur fühlen, schmecken, erleben.

Da fällt mir ein, ich wollte schon immer mal ein Dinner in the Dark machen.

Das hier soll kein Ernährungsratgeber werden, ich möchte dich nur ein bisschen an meinen Erkenntnissen, die ich durch die Jahre und das Schreiben dieses Buches gewonnen habe, teilhaben lassen. Eine Erkenntnis ist zum Beispiel, dass es für mich eine Zeit gab, in der ich dachte, Nahrungsergänzungen sind reine Geldmache. Und wer supplementiert, fällt darauf rein.

Watt ist denn Supplementieren und watt hat das mit Ernährung zu tun? Als Supplementieren bezeichnet man die ergänzende Aufnahme von Nährstoffen und Vitaminen. Ich immer so: »Mein Körper holt sich schon, was er braucht!« Auch ich: Psoriasis, Infekte, geringe Belastbarkeit, Trägheit, Müdigkeit, Schwindel, Kopfschmerzen und so weiter.

Ich habe herausgefunden, dass unser Körper mit den heutigen Lebensmitteln (die der Mensch leider immer mehr kaputt gemacht hat), längst nicht mehr an all die Nährstoffe rankommt, die er braucht. Hier bisschen Vitamin-D-Mangel, da büddn zu wenig Vitamin B12, Eisenwerte auch im Keller. Uns fehlt es an allen Ecken und Enden.

Kommen wir damit noch mal zu Julia, die genau gesagt Fachberaterin für holistische (also ganzheitliche) Ernährung ist und mit ihrem Mann eine Marke gegründet hat, die sich mit genau diesen Themen beschäftigen: InnoNature. Ich bin über Social Media beim Recherchieren auf sie aufmerksam geworden und durfte ihr ein paar Fragen stellen. Ich bin da mal nicht so und lass dich gerne an den Antworten teilhaben.

INTERVIEW

MIT JULIA LANG

ICH FALLE GLEICH MAL MIT DER TÜR INS HAUS: WAS WÜRDEST DU GRUNDSÄTZLICH ERST MAL EMPFEHLEN, WAS DIE ERNÄHRUNG ANGEHT?

Grundsätzlich gilt, je leichter etwas verdaut werden kann, desto mehr Energie steht dem Körper für andere Dinge zur Verfügung. Je weniger Zutaten in einem Gericht enthalten sind, desto einfacher ist es meistens auch zu verdauen. Es gibt einige Dinge, die uns effektiv vor Mittagstiefs und Heißhungerattacken bewahren können.

WAS BEDEUTET GANZHEITLICH GESUNDE ERNÄHRUNG ÜBERHAUPT?

Das bedeutet in erster Linie gar nicht, sich an einen strikten Plan oder eine Diät zu halten, sondern vielmehr, ein Verständnis für gesunde und ausgewogene Ernährung aufzubauen. Das ist die Basis für ein hohes Wohlbefinden auf ganzer Linie. Ich finde es wichtiger, Nährstoffe statt Kalorien zu zählen, und bin davon überzeugt, dass es nicht die eine richtige Ernährungsform für alle Menschen gibt.

Jede Person muss ihren eigenen Weg finden. Ein paar grundsätzliche Tipps habe ich aber schon – wie zum Beispiel eine basenüberschüssige Ernährung. Dabei kann man sich sehr gut an die 80/20-Regel halten: 80 Prozent basenüberschüssige Lebensmittel wie Obst, Gemüse und Co. und 20 Prozent neutrale oder säurebildende Lebensmittel.

WAS SIND DENN SO DIE ZIELE EINER GANZHEITLICHEN GESUNDEN ERNÄHRUNG?

Ein wichtiges Ziel sollte sein, Darmgesundheit herzustellen oder zu erhalten. Ist der Darm nicht gesund, spiegelt sich das in etlichen körperlichen Prozessen wieder und selbst auf psychischer Ebene kann es Auswirkungen haben. Sehr wichtig ist auch, den Säure-Basen-Haushalt im Blick zu haben. Zu viele Säuren im Körper können zum Beispiel den Stoffwechsel beeinträchtigen und Entzündungsprozesse ankurbeln.

All das gelingt meiner Erfahrung nach am besten, wenn ein gesundes Essverhalten entwickelt wird. Statt eine kurzfristige Diät nach der nächsten auszuprobieren, sollte lieber langfristig der Nährstoffgehalt jeder Mahlzeit erhöht werden. Das klappt oft am besten, wenn die eigenen Ziele klar gesetzt sind. Warum mache ich das? Stört mich ein bestimmtes Krankheitsbild, das allgemeine Unwohlsein, möchte ich etwas an meinem Körpergewicht ändern oder möchte und sollte ich einfach vorbeugen?

ICH BIN NICHT SO DER FRÜHSTÜCKER, WESWEGEN ICH DA OFT VERMUTLICH SCHON FALSCH IN DEN TAG STARTE. WAS SOLLTE MAN ZUM FRÜHSTÜCK ESSEN ODER NICHT ESSEN?

Auch hier sollte jede und jeder auf den eigenen Körper hören. Grundsätzlich befindet sich der Körper morgens noch in den letzten Zügen der Verdauungs- und Entgiftungsprozesse des Vortages. Es macht also Sinn, nicht direkt mit schwer verdaulicher Kost nachzulegen. Deshalb würde ich von Weißmehlprodukten, tierischen Lebensmitteln und Zucker absehen. Mein Frühstück besteht seit Jahren meistens aus einem grünen Smoothie, den ich über den gesamten Morgen verteilt trinke. Wer aber etwas mehr braucht, ist mit einem warmen Porridge oder Buchweizen- oder Vollkornbrot gut bedient. Getoastetes Brot ist übrigens leichter verdaulich.

OKAY, WOW, SCHADE UND GUT ZU WISSEN. HAHA. HAST DU AUCH NOCH TIPPS FÜR MITTAG UND ABEND?

Ein Glas Wasser mindestens eine halbe Stunde vor dem Essen kann das Hungergefühl etwas eindämmen und verhindern, dass wir über den eigenen Hunger hinausessen. Mittags ist die Verdauungskraft am stärksten, weshalb jetzt die Zeit für Rohkost und Salate ist. Ab etwa 16 Uhr empfehle ich, Rohkost zu reduzieren.

Was ich grundsätzlich für alle Mahlzeiten empfehlen kann:

- **Gut kauen.**
- **Meersalz statt jodiertes, stark verarbeitetes Salz.**
- **Ein bisschen Bewegung nach dem Essen kann die Darmarbeit unterstützen.**

Ab 18 Uhr lässt die Verdauungskraft nach, weshalb es superhilfreich ist, die letzte Mahlzeit spätestens zwei Stunden vor dem Zubettgehen zu essen. Damit kannst du vermeiden, dass ein aktiver Magen-Darm-Trakt die Schlafqualität mindert.

DANKE FÜR DIE TIPPS. EINE LETZTE FRAGE NOCH: WIE KAM ES DENN, DASS IHR EINE FIRMA, DIE SICH UM DAS THEMA SUPPLEMENTIEREN DREHT, GEGRÜNDET HABT?

Die Idee für InnoNature entstand aus unserem eigenen Interesse an natürlichen, hoch dosierten und wirksamen Produkten und dem damals sehr geringen Angebot. Aus gesundheitlichen Gründen stellten mein Mann Gil und ich unseren gesamten Lebensstil auf den Kopf und fokussierten uns auf eine ausgewogene Ernährung und Ergänzung, ein positives Mindest und regelmäßige Bewegung im Alltag. Diese Kombination half uns dabei, mit mehr Energie und weniger Beschwerden durch den Alltag zu gehen. Ich konnte sogar meine Autoimmunerkrankung heilen. Wir sahen riesiges Potenzial in diesem Bereich und wollten unsere Erkenntnisse und Tipps in Kombination mit natürlich wirksamer Nahrungsergänzung weitergeben!

DAS KLINGT SEHR INTERESSANT. NATÜRLICH STELLT MAN KEINE DIAGNOSEN AUS DER FERNE, ABER LOHNT ES SICH GENERELL, ÜBER NAHRUNGSERGÄNZUNG NACHZUDENKEN? WÜRDET IHR JEDER UND JEDEM DAZU RATEN?
Nahrungsergänzung stellt keinen Ersatz für eine ausgewogene Ernährung dar, sondern knüpft dort an, wo diese an ihre Grenzen kommt. Das kann zum Beispiel aufgrund von Erkrankungen, Stress oder anderen Faktoren der Fall sein – manchmal reicht die Ernährung allein nicht mehr aus, um einen erhöhten Bedarf auszugleichen. Hinzu kommt, dass einige Ernährungsformen, wie eine pflanzenbasierte Ernährung, keine Möglichkeiten bieten, über das Essen allein an manche Vitamine wie B12 oder die wichtigen Omega-3-Fettsäuren zu kommen. Nicht zu vergessen sind auch Faktoren wie Sonnenmangel (in Deutschland), weshalb hier ein Vitamin-D3-Mangel sehr weit verbreitet ist und für unangenehme Symptome sorgen kann. Um den individuellen Bedarf optimal zu ermitteln, können Tests aufschlussreich sein. Wird Nahrungsergänzung verwendet, die auf natürlichen Inhaltsstoffen basiert, wie das bei unseren Produkten der Fall ist, kann in der Regel auch direkt mit dem Verzehr gestartet werden. Der Körper kommt mit Vitaminen im natürlichen Nährstoffverbund oft gut zurecht. Anders ist es bei synthetischen Wirkstoffen, bei denen es sehr wichtig sein kann, eine ganz spezielle Dosierung einzuhalten.

Zusammengefasst: Julias Tipps, aus dem InnoNature Health Guide:[20]

- *Morgens ein Glas stilles, warmes Wasser*
- *Danach ein Löffel pures Leinöl (entzündungshemmend und Omega-3-Fettsäuren-Lieferant)*
- *Reichlich stilles Wasser trinken: 30 bis 40 Milliliter täglich pro Kilogramm Körpergewicht*
- *Vollkornprodukte und hochwertige Fette (Avocados, Oliven, Hanfsaat ...)*
- *Basenüberschüssige Ernährung*
- *Wenn Fleisch, in Maßen und unbedingt bio*
- *Keine Diäten*
- *Mängel mit Nahrungsergänzung ausgleichen*
- *Kümmere dich um deine mentale und körperliche Fitness*
- *Verzichte (weitestgehend) auf Genussgifte wie Alkohol, Nikotin und raffinierten Zucker*

Tipps für Snacks

- *Nüsse und Kerne*
- *Reis- oder Maiswaffeln bio*
- *Dunkle Schokolade (mindestens 70 Prozent Kakaoanteil)*
- *Am besten immer selbst Gemachtes, ohne Zusatzstoffe*

Julias Worte haben was mit mir gemacht und tatsächlich nehme ich seitdem regelmäßig (und das soll bei mir was heißen) einige Ergänzungspräparate ein. Wo du die Sachen findest, schreibe ich dir in die Empfehlungen.

Bei einem Besuch bei meinem Hausarzt habe ich letzte Woche gleich mal folgendes Kompliment kassiert: »Alter Schwede, Sie haben Ihre Haut aber gut im Griff!« Hab mich gefreut wie eine Schneekönigin (wobei ich mich jetzt gerade frage, worüber die sich genau freuen soll?! Schnee ist nicht so meine Welt). Natürlich wird mein derzeitiges Hautbild (und um diese Zeit im Jahr sah ich sonst wirklich schlimm aus) nicht nur von den Nährstoffen abhängen, die ich zusätzlich einnehme, aber das Gesamtpaket aus meinem Mindset, meinen Gewohnheiten, der Ernährung, meiner Lebensqualität und was ich hier sonst noch so alles in diesem Buch beschreibe, führen dazu, dass ich gerade aussehe, wie ich aussehe. Und darauf bin ich sehr stolz.

Nicht vergessen!

- *Obst eignet sich vor allem zum Frühstück, weil es auf nüchternen Magen am besten verdaulich ist und der Körper schnell von den Nährstoffen profitieren kann.*
- *Getoastetes Brot ist leichter zu verdauen.*

Andere Häute, andere Sitten

Wieder lag ich am Strand. Es war heiß. Mir war heiß, denn wieder mal lag ich hier in langen Sachen. Wie oft dachte ich, wie schön es wäre, so zu sein wie alle anderen. Heute weiß ich, dieses »alle anderen« gibt es gar nicht. Jeder hat sein Päckchen zu tragen. Wie aufregend es wäre, in all diese Päckchen einen Blick zu werfen und sich gegenseitig zu inspizieren ... und zu inspirieren.

Ich hab hier ein paar Päckchen, die sich für mich und dich ein wenig geöffnet haben. Es gibt schließlich nicht nur Schwarz und Weiß. Das hier ist bunt. Wir sind bunt. Es gibt Betroffene wie mich, die gelitten haben und dies ändern konnten, und welche, für die das alles immer noch ein Riesending ist. Es gibt Betroffene, die sich nie in einer Opferrolle gesehen haben, und dann gibt es die, die noch immer nicht wissen, wie sie damit leben können oder sollen. Es gibt die, die sich ihrem Schicksal ergeben und die, die nichts unversucht lassen. So viele Menschen, ob mit Psoriasis oder eben einem anderen »Makel« oder eben sogar mit augenscheinlich überhaupt gar nix haben oder hatten Probleme damit, sich selbst zu lieben. Das verstehe ich (und ich bin oft nun wirklich nicht die allerhellste Kerze auf der Torte) und das verstehst mit Sicherheit auch du, weil jeder von uns diese Leere bestimmt schon mal gefühlt hat. Dieses »Warum ich?! Warum hab ich nicht so ein Glück wie sie oder er, die/der so perfekt ist?!« Aber was ist denn dieses »Perfekt« überhaupt?

Ich bin froh, dass wir in einer Zeit leben, in der diese gefakte, gephotoshopte unechte »Wahrheit« immer mehr an Bedeutung verliert. Mir ist es so wichtig, dass meine bald zehnjährige Tochter (bitte lass sie noch zehn Jahre alt sein, wenn du dieses Buch in der Hand hältst) versteht, dass 90-60-90, volles, langes, perfektes Haar, perfekte Haut, gerade Zähne, dünne Finger, zarte Knöchtel, lange Beine, kleines Näschen und was es sonst noch so gibt kein Maßstab sind. Alles wunderschön, aber kein Maßstab.

Dass dick nicht normal und Punkte auf der Haut ekelhaft sind, darf in den Köpfen keinen Platz mehr haben.

Klar, da passiert grad eine Menge durch unzählige Selflove-Botschafter*innen und Kampagnen in diese Richtung. Und doch leben wir gerade noch in einer Zeit, in der Leute mir sagen, ich sei mutig. Es sei toll, dass ich mich so zeige.

Ich bin mutig? Weil ich mich zeige, wie ich bin? Weil ich dazu stehe, dass ich nicht dem Ideal entspreche, von dem ich gar nicht weiß, welches das sein soll?! Das bin ich! Und ich denke, es ist normal und nicht mutig, sich selbst zu lieben und zu leben. Mir in den nicht so selbstbewussten Momenten zu sagen: »Das bin ich. So sehe ich nun mal aus und das ist wunderschön so« hilft mir enorm meine Stärke und meinen Wohlfühlfaktor wieder herzustellen. Punkte auf der Haut – Normal, Ringe am Bauch und unter den

Augen – Normal, großer Hintern – normal, kleiner Hintern – normaaahaaaaaal.

Ich habe dich hier schon ein wenig auf meinen Weg mitgenommen, dir meine Sicht der Dinge geschildert und dir gesagt, was mir so hilft. Andere Häute, andere Sitten Und ich bin zwar wichtig und mache einen Unterschied, aber auch nicht der Nabel der Welt und möchte, dass andere genauso gehört werden. Vielleicht ist es für dich genauso spannend wie für mich, den einen oder anderen Weg kurz mal mitzugehen. Ein (Mit-)Gefühl dafür zu bekommen, was andere Betroffene und nicht Betroffene so fühlten. Da ist zum Beispiel Felix, dem ich kurz über den Weg gestolpert bin. Und der meine Sicht in einem fünfundvierzigminütigen Gespräch so ziemlich komplett verändert hat. Da ist meine Freundin Svenja, von der man behaupten würde, sie sei perfekt und habe mit ganz hoher Sicherheit nie unter Selbstzweifeln gelitten. Dann ist da noch Christoph, einer der talentiertesten Künstler aus meiner Heimat, den Neurodermitis begleitet und dem ich das Köpfchen kurz mal auf den Kopf gestellt hab (Ergibt das Sinn? Haha). Von ihm wirst du hier noch lesen.

Viele Wege führen nach Rom, aber man kann sie ja leider nicht alle gehen, zumal ich gehen immer erst mag, wenn's vorbei ist. Ist wie mit Mathe. Oder wie mit dem Sport. Aber Gehen ist ja der Sport des kleinen Mannes. In meinem Fall der nicht ganz so kleinen Frau. Aber man kann sich ein paar der Wege anschauen, darüber hören oder, wie in diesem Fall, lesen. Und das finde ich wunderschön.

Ich habe Fragen, die mir oft gestellt werden und mit denen ich mich selbst beschäftigt habe, auch anderen Betroffenen und nicht Betroffenen gestellt.

Den Anfang macht Svenja von @svenjafuxs, die sich
Ähnliches selbst schon fragte:

»DIE ZAHLEN EINER AKTUELLEN UMFRAGE ZEIGEN: ZWEI VON DREI FRAUEN HABEN BEREITS BODYSHAMING ERLEBEN MÜSSEN.[21] ICH WAR AN DIESER UMFRAGE NICHT BETEILIGT UND BIN DENNOCH EINE DER ZWEI VON DREI. Äußerlich gesehen bin ich eine groß gewachsene, gesunde, normalschöne Frau. Gesellschaftlich betiteln die meisten mich als ›hübsch‹. Doch auch das hindert Menschen nicht daran, meinen Körper zu kritisieren. Ich war schon oft ein ›zu‹ – zu groß, zu dünn, zu weiß, zu rothaarig ... Die Liste ist lang! Zu kleine Füße für meine Größe, zu maskuline Hände (...) Du merkst ...

Ich musste unter anderem innerhalb der Familie, in der Schulzeit und in Beziehungen die Erfahrung machen, dass mein Körper bewertet wird. Ich auf mein Äußerliches reduziert werde, obwohl so viel mehr hinter meiner Hülle steckt.

Und zu den Erfahrungen im Real Life gibt es heute auch noch Social Media – eine Welt, in der es nie einfacher war, anonym Menschen zu bewerten, sie zu kritisieren oder gar zu beleidigen!

Ich möchte, dass endlich verstanden wird, dass wir vielfältig, bunt und unterschiedlich sind! Keine*r, der/dem anderen gleicht und das VERDAMMT NOCH MAL gut so ist! Wir sind eine bunte Wiese voller Individuen. In den wildesten Farben und Formen! Lassen wir einander wachsen.

Stärkt euch und andere, hört euch zu, seht die Vielfalt und sagt mit mir Nein. Zu Bodyshaming.«[22]

Nein! Zu Bodyshaming. Ja, zu mir und auch zu dir! Svenja spricht vermutlich nicht nur mir aus der Seele. Danke @svenjafuxs, für diese wunderbar treffenden Worte.

Auch mit Christoph Kadur, genannt Kader, durfte ich sprechen. Ein ziemlich cooler Künstler aus meiner Stadt Rostock. Er selbst hat mit der Hautkrankheit Neurodermitis (oder auch Atopische Dermatitis) zu leben, die gerne und oft mit Psoriasis verwechselt oder gleichgestellt wird. By the way, es sind zwei unterschiedliche Krankheiten. Beide chronisch, beide auf den ersten Blick ähnlich und doch beide unterschiedlich.

Aber auch an Neurodermitis sind rund acht Millionen Menschen allein in Deutschland erkrankt. Darunter sehr viele Kinder. Und auch wenn die Krankheiten an sich unterschiedlich sind, sind die Folgen und die Art des Leidens doch gleich.

Kader also hat Neurodermitis und so sind seine Antworten doch sehr interessant und relevant für dieses Buch. Generell kannst du dir diese Fragen auch mal stellen und beantworten. Aber dazu noch mehr im Kapitel »Wer schön sein will, muss glücklich sein«.

INTERVIEW

MIT CHRISTOPH KADUR

WAS BEDEUTET FÜR DICH MAKELLOSIGKEIT?

Makellosigkeit bei materiellen Dingen ist etwas Wunderbares, da sie eine Perfektion darstellen können. Bei Menschen ist Makellosigkeit eine angenehme Sache, aber oftmals auch eine langweilige, die hin und wieder von anderen Schwächen ablenkt. Inhalt ist manchmal mehr wert als Optik.

HAT DICH DEIN »AUGENSCHEINLICHER MAKEL« SCHON MAL VON ETWAS ABGEHALTEN ODER TUT ER DAS NOCH?

In der Kindheit und als Jugendlicher hatte es mich voll im Griff. Mein Schwimmtraining musste ich irgendwann aufgeben, da sich die Neurodermitis öfter und unerwartet einschlich. Überhaupt war Sport irgendwann durch das Schwitzen und die Reibung der Kleidung sehr unangenehm und insgesamt auch kein Thema mehr. Draußen Skateboard zu fahren oder im Sommer Skimboarden an der Ostsee war dagegen kein Problem.

Des Weiteren hatte mich diese Erkrankung aber so sehr im Griff, dass ich Kontakte meiden musste, weil es mich einige Jahre im Gesicht voll erwischt hatte. Daraus wurde dann eine konstante Belastung für mein Selbstbewusstsein, was vielleicht heute noch tief verankert ist. Irgendwann habe ich gelernt, mit anderen Skills Kontakte, Freundschaften und Beziehungen zu finden, die mir so gutes Feedback gaben, dass ich irgendwann bemerkte, dass nicht alles so schlimm ist wie zur damaligen Zeit. Bis ich fünfundzwanzig war, hatte sich die

Neurodermitis dann auch gelegt und ist nur noch partiell aufgetreten, womit ich gut umgehen konnte, bis heute.

WARUM KANNST DU (NOCH) NICHT OFFEN ZU DEINER KRANKHEIT STEHEN, WOVOR HAST DU ANGST?

Ich kann zu meiner Krankheit stehen, aber ich möchte ihr auch nicht so viel Aufmerksamkeit geben, da ich routiniert bin, damit zu leben. Wenn mich jemand auf diesen Makel anspricht, dann erkläre ich es ohne Hemmung. Und meistens ist der/die Betroffene selbst ein Opfer oder kennt jemanden, dem es ähnlich geht.

WAS FÜHLST DU MOMENTAN?

Gelassenheit und Ruhe. Manchmal fühle ich Hummeln im Hintern, naiven Tatendrang ohne Ziel.

WAS HAST DU SCHON MAL ERLEBT, WAS DU NICHT VERGESSEN KANNST?

Als Elefant im Porzellanladen besitzt man auch die Fähigkeit, wenig zu vergessen. So viel erlebt, dass ich täglich an verschiedene Ereignisse denke, je nach Bauchgefühl. Kann mich nicht entscheiden, worüber ich sprechen möchte.

WARUM LIEBST DU DICH SELBST? ODER WARUM NICHT?

Da ich Eitelkeit vermeide und mich selbst niemals als Narzissten sehen möchte, ist Selbstliebe keine Option. (Hierauf werde ich – Kim – später auf jeden Fall noch mal eingehen.) Ich bin dankbar, dass ich auf der Welt sein kann, und ich schätze meine Offenheit für Neues. Die Offenheit liebe ich an mir schon, denn die funktioniert wie ein riesige Satellitenschüssel, um so viel aufzusaugen wie irgend möglich. Offenheit mindert auch die Frequenz an Missverständnissen gewaltig.

WARUM IST DAS SO WICHTIG? IST DAS SCHON IMMER SO?

Es ist wichtig, die Dinge beim Namen zu nennen. Tatsachen statt Glauben sind für mich gesellschaftlich der ehrlichste Umgang. Noch wichtiger finde ich, dass man Zeit für Aufmerksamkeit gegenüber den Mitmenschen aufbringt, um Missverständnisse zu vermeiden.

GAB ES EINEN SCHLÜSSELMOMENT?

In der einjährigen Auszeit meiner künstlerischen Selbstständigkeit, angestellt als Vertriebler bei einer deutschen Kola-Marke, bemerkte ich, wie meine körperliche und geistige Performance auf dem Nullpunkt war. Ich bemerkte, dass ich durch maßlose Fressangewohnheiten so blockiert war, dass ich weder in Schulungen noch bei Kundenterminen einen guten Eindruck machte. Das änderte sich, als ich mich mit diesen schlechten Gewohnheiten auseinandersetzte und dabei das Fasten für mich entdeckte. Intervallfasten. Seit ich meine erste Mahlzeit erst gegen 14 Uhr einnehme, bin ich geistig, körperlich und von der Laune her auf einem sehr glücklichen Niveau. Die Performance war wieder da, ein tolles Gefühl! Und als Benefit wurde auch die Neurodermitis besser. Da fiel mir eben deutlich auf, dass man keine Schablone auf die unterschiedlichen Menschen legen sollte. Individualität beginnt eben schon beim Frühstück.

WAS SIEHST DU, WENN DU IN DEN SPIEGEL SCHAUST?

Ich sehe einen Typen, der irgendwie durchs Leben kommt mit dem, was ihm Freude bereitet. Manchmal sehe ich Versagen und manchmal sehe ich einen dynamischen erwachsenen Mann, der sein Tragegefühl und Wohlbefinden mit in den Spiegel nimmt. Aber ich sehe immer Empathie, Verständnis und Interesse.

WAS WÜRDEST DU DEINEM JÜNGEREN ICH SAGEN?
Hej du, versuch mal, Dinge zu hinterfragen, bevor du nur Annahmen triffst! Überfriss dich bitte nicht beim Frühstück vor der Schule, dann kannst du womöglich mehr Aufmerksamkeit aufbringen, was dir später vielleicht den beruflichen Werdegang erleichtert. ;) Halt auch mal den Mund und sprich nicht alles aus, was du denkst, wirklich jetzt!

Menschen wie Kader sind es, die ich gerne an den Schultern nehmen möchte, bisschen dran schütteln und sie anbrüllen: »Du bist so ne coole Sau, mach deine Augen auf und sieh dich. Und wenn du das dann geschnallt hast, dann kannst du daran arbeiten, dich zu lieben. Und mit ›kannst‹ meine ich ›musst‹. Denn sonst wirst du immer nur mit angezogener Handbremse fahren. Wir wissen, irgendwann ist das Ding dann Schrott.«

Wenn wir all diese Fragen, die ich Kader stellte, aufarbeiten, können wir unsere Welt und unser Leben verändern, da bin ich mir ganz sicher. Dazu möchte ich noch ne Menge loswerden und weil das hier mein Buch ist, werde ich das auf den nächsten Seiten auch tun. Aber erst mal habe ich dir noch Julius Brink versprochen. Kleiner Funfact vorweg: An dem Tag, als ich das Interview mit ihm führen wollte, antwortete er mir nicht, weil er, wie ich aus Instagram erfuhr, für einen anderen Teilnehmer bei »Schlag den Star« auf ProSieben einsprang. Er kommt also aus einer sehr oberflächlichen Welt, was ihn natürlich nicht »noch besonderer« macht, aber die Geschichten, die er zu erzählen hat, für mich durchaus noch etwas interessanter. Ich habe mir früher, als ich mich noch nicht getraut habe, zu mir zu stehen, gerne vorgestellt, wie ich das erste Mädchen mit Hautkrankheit in einer TV-Show bin. Hab mir vorgestellt, wie erfrischend und saucool es wäre, bei Big Brother mitzumachen und mich dabei nicht zu verstecken. Das mal by the way. Nun aber zu dem Interview mit Julius.

INTERVIEW

MIT JULIUS BRINK

SEIT WANN HAST DU SCHUPPENFLECHTE?

Es ist ausgebrochen, als ich in der Pubertät war. Ich war immer ein bisschen ein Spätentwickler, also so mit sechzehn, siebzehn Jahren. Damals hab ich schon viel Sport gemacht und ich erinnere mich, dass mein Schienbein tierisch gejuckt hat und es damit anfing. Es hat sich dann etwas verändert von den Plaques her und ist dann rumgewandert. Das liegt nun um die zwanzig Jahre zurück. Damals war es medizinisch auch alles noch ein bisschen anders und es gab in der Gesellschaft noch mehr Stigmatisierung als heute und wenig Wissen. Ich habe auch scheiß Erfahrungen mit Ärzten gemacht. Heute sind der Wissensstand und die Therapiemöglichkeiten auch ganz andere.

MACHST DU DENN IRGENDEINE THERAPIE, SYSTEMISCH, MIT SPRITZEN ODER WIE AUCH IMMER?

Nee. Ich habe eine mittelschwere Schuppenflechte, die ich so eigentlich ganz gut im Griff habe. Ich habe Salben, die mir helfen, und bei Schüben würde ich auch mal Kortison nehmen. Aber bisher kam ich da drumherum. Darüber bin ich sehr froh. Ich bin aber auch froh zu wissen, dass es etwas gibt, falls es wirklich mal schlimmer wird.

VERSTEHE ICH TOTAL. ICH BIN VON DEM GEDANKEN DER SYSTEMISCHEN THERAPIE WEG, WEIL ICH DER FESTEN ÜBERZEUGUNG BIN, DASS SIE ZWAR SEHR GUT DIE SYMPTOME BEKÄMPFT UND MAN ERSCHEINUNGSFREI WIRD, ABER DASS SIE DIE WURZEL NICHT HEILT. ICH GLAUBE FEST, DASS UNS UNSER KÖRPER ETWAS SAGEN MÖCH-

TE, WENN WIR BLÜHEN, UND DASS DANN ETWAS NICHT STIMMT, WAS WIR ÄNDERN SOLLEN. ICH HAB ES ÜBRIGENS AUCH AM SCHLIMMSTEN AN DEN SCHIENBEINEN UND DORT BRAUCHT ES AUCH AM LÄNGSTEN, UM ZU VERSCHWINDEN. ICH HABE GEHÖRT, DASS JEDE KÖRPERTEIL FÜR ETWAS IM LEBEN STEHT. MAN SAGT, DASS DIE BEINE FÜR DEN STAND IM LEBEN STEHEN UND WENN MAN AN DEN BEINEN »BEFALLEN IST«, HAT ES WAS MIT DIESEM STAND IM LEBEN ZU TUN. IRGENDWAS IN UNS IST AM STRUGGLEN.

Ja klar. Ich glaube, dass vor allem Psoriatiker*innen einen ganz hohen Leidensdruck haben. Ich bin überhaupt nicht esoterisch unterwegs oder so, aber ich gebe dem Ganzen Raum. Ich denke, da ist was dran.

BIST DU MIT DER KRANKHEIT IMMER OFFEN UMGEGANGEN ODER HAT SIE DICH AUCH MAL VON ETWAS ABGEHALTEN?

Nee, ich bin überhaupt nicht offen damit umgegangen. Das alles hat was mit ner Persönlichkeitsentwicklung zu tun. Ich habe es im Leistungssport, unter Männern in der Pubertät, bekommen. Man sagt ja gerne mal, dass Frauen untereinander stutenbissig sein können, aber Männer, gerade in so einer Konkurrenzsituation, sind auch krass. Da habe ich Dinge erlebt, die man einfach nicht erleben möchte. Hänseleien, Schwimmbadthemen, Blicke, denen man ausgesetzt ist, bis hin zu Ausgrenzungen. Und ich habe erlebt, dass dieses Auf-den-ersten-Blick-andersartig-Sein bei Menschen zu Reflexen führt. Natürlich hatte ich auch mit den Dingen zu tun, die in dem Alter eh schon herausfordernd sind. Die erste Freundin, dunkles Bettlaken und weiße Schuppen darauf. Die ganzen Geschichten, die jede und jeder mit Psoriasis durchmacht.

Irgendwann kam dann der Frieden mit mir selbst. Als ich begann, mich zu akzeptieren. Da muss jeder in seiner Persönlichkeitsentwicklung mal durch, unabhängig von Krankheiten wie Schuppenflechte. Ich finde, Frauen sind da oft weiter mit dem Thema *selflove*. Da gibt es ja auch eine Menge interessanter Kinofilme und Projekte zu. Dass man einfach beginnt, sich zu akzeptieren, und nicht mehr diesen Schönheitsidealen nachläuft. Ich halte das für einen normalen Prozess, den jeder mal durchläuft. Dass man merkt: So ist man eben. In meinem Fall habe ich dann angefangen, die Schuppenflechte als Autoimmunerkrankung zu begreifen und anzunehmen, was sie eben erst einmal nicht ist: heilbar. Aber eben gut therapierbar und im Griff haltbar.

Man hat eben auch hier, wie immer im Leben, zwei Möglichkeiten. Man steht mit dieser Krankheit vor der Entscheidung, wohin es gehen soll. Willst du dich ein Leben lang darüber beklagen, dass du sie hast und mit ihr anders aussiehst als andere, oder gehst du damit dann einfach offen um und akzeptierst sie als Teil deiner selbst. So, wie du eben bist. Mir hat dann natürlich auch ein bisschen der Leistungssport und der berufliche Erfolg in die Karten gespielt. Da habe ich gemerkt, es tut mir gut, da auch Bestätigung zu bekommen. Irgendwann kam dann der Schritt, dass ich gesagt hab, ich hab selbst so viel profitiert von Menschen, die sich damit geöffnet haben, mein Patenonkel zum Beispiel, dass ich es auch öffentlich machen will. Dafür habe ich nur positive Resonanz bekommen.

JA, KRASS. DU ERZÄHLST SO MEIN LEBEN, ICH KANN DAS ALLES (AUSSER DAS MIT DEM SPORT) TOTAL NACHEMPFINDEN. NATÜRLICH MUSS MAN AN DEN PUNKT KOMMEN, EINMAL DIESEN SCHRITT ZU WAGEN. MAN MACHT SICH JA SCHON SO EIN BISSCHEN NACKIG. NICHT NUR IM ÜBERTRAGENEN SINNE. DAS WAR ALSO BEI DIR, GENAU WIE BEI MIR, SO EIN PROZESS.

Ja, genau. Da kommen einfach ein paar Sachen zusammen. Gerade durch den Beachvolleyball hast du auf der einen Seite perfekte Arbeitsbedingungen, um etwas gegen die Schuppenflechte zu tun. Ich war immer in salziger Luft am Meer und an der Sonne. Grundsätzlich im Sport, was ja dann sogar mein Beruf war. Und dennoch hab ich natürlich Schübe gehabt, aber es war dann für mich nicht einfach, sie zu verstecken. Man trainiert oft in kurzen Sachen oder oberkörperfrei. Ich hatte also gar nicht die Möglichkeit. Und da war der offene Umgang der beste Weg für mich. Damit hab ich echt auch nur positive Erfahrungen gemacht. Irgendwie öffnend und es verbindet auch schnell mal mit Gleichgesinnten. Klar, es gibt auch genug, die sich dann schämen, sich nicht zeigen und sich noch weiter zurückziehen. Ich kann für mich sagen, dass ich zum Glück vom Wesen da offener war.

ICH DENKE AUCH, DAS GEHÖRT ZUM PROZESS UND MAN WÄCHST JA MIT SEINEN AUFGABEN. MIR IST ES FURCHTBAR SCHWERGEFALLEN, T-SHIRTS ZU TRAGEN. HEUTE IST DAS ÜBERHAUPT KEIN THEMA MEHR. DU HATTEST DIE SITUATION, DASS DU DA NICHT RAUSKAMST UND DURCH *MUSSTEST*, DAS HAT DICH DANN STÄRKER UND GRÖSSER GEMACHT. UND GENAU DAS IST ES, WAS ICH MIT MEINEM BUCH SCHAFFEN MÖCHTE: DASS MENSCHEN, DIE SICH EBEN NOCH NICHT TRAUEN, ANFANGEN, SICH ANZUNEHMEN UND VOR ALLEM ZU LIEBEN. WIE DU SCHON SAGST, MAN HAT ZWEI WEGE, DIE MAN GEHEN KANN. WARUM SOLLTE MAN SICH IN DIESEM EINEN LEBEN FÜR DEN SCHLECHTEREN ENTSCHEIDEN? WENN ES DIR HEUTE MAL SCHLECHT GEHT ODER DU EINEN SCHUB HAST, WAS HILFT DIR DANN AM BESTEN?

Ich setze viel Energie und Gedanken in mein Früherkennungssystem. Es gibt ein paar Sachen, wo ich einfach weiß, sie sind für mich wichtig, um Schübe zu minimieren. Ich hab für mich entdeckt, ich kann nichts dagegen tun, dass sie kommen, aber ich habe Einfluss darauf, wie hart sie verlaufen. Ich achte darauf, dass ich eine gute Balance finde zwischen An- und Entspannung. Dass der Stress nicht zu groß ist, dass ich mir genügend Auszeiten nehme und auch auf meine Ernährung achte, auch mal lange Phasen ohne Alkohol. Das alles tut mir gut. Wenn ich das nicht mache, merke ich, dass es schlechter läuft. Es ist ja auch wissenschaftlich erwiesen, dass man durch seinen Lebensstil Einfluss auf die Triggerfaktoren hat. Und wenn Schübe kommen, nimmt mich das natürlich mit, aber ich weiß, sollte es wirklich schlimm werden, salbe ich oder gehe zu meinem Arzt und wirke mit einer anderen Therapieform dagegen. Was ich bis jetzt zum Glück nicht musste. So weiß ich, es würde nicht so weit kommen, dass ich mich zum Beispiel nicht mehr ins Schwimmbad oder die Sauna traue. Das tut mir einfach psychologisch gut.

JA, DAS VERSTEHE ICH ALLES TOTAL. DU HAST WIE ICH GELERNT, DEINEN KÖRPER ZU VERSTEHEN UND ZU LESEN, UND DAS IST DIE VORAUSSETZUNG FÜR EIN GUTES GESUNDES LEBEN, DENKE ICH. UNSER KÖRPER HAT EIN WARNSYSTEM UND DAS ÄUSSERT SICH BEI JEDEM ANDERS. VIELE HÖREN NUR NICHT HIN. BEI UNS ZEIGT ES SICH ÜBER DIE HAUT, BEI JEMAND ANDEREM ALS MIGRÄNE ODER DARMBESCHWERDEN. MAN MUSS HALT ZUHÖREN UND VERSTEHEN. UND WAS WÜRDEST DU PSORIASIS-BETROFFENEN MIT AUF DEN WEG GEBEN?

Es gibt einen großen Vorteil in der heutigen Zeit: Es gibt mittlerweile ziemlich viele gute Ärzte, die darauf spezialisiert sind. Ich glaube, es ist immer wichtig, sich da von jemandem begleiten zu lassen, zu dem man Vertrauen hat. Es ist wichtig, mit der Krankheit die Einstellung zu entwickeln, es immer wieder zu versuchen. Ich finde, wenn man eine

Diagnose hat, von der man nicht weiß, ob sie jemals wieder weggeht, ist es noch wichtiger, das zu tun, was man tun kann.

Das andere ist, wenn man es von seinem Wesen her hinkriegt, sich die Offenheit zu bewahren. Dieses Isolieren und Zurückziehen nicht zuzulassen. Die Energie nicht gegen sich selbst einsetzen, sondern gerne auch die Krankheit als etwas Externes sehen und versuchen, daraus Möglichkeiten zu ziehen. Zum Beispiel kann davon eine Persönlichkeitsentwicklung ausgelöst werden. Das mag blöd klingen, aber manchmal hat es auch etwas Positives. Ich habe es selbst erlebt. Für mich waren Aussagen wie »Neben dem will ich nicht sitzen, der schuppt ja nur« zwar Kränkungen, die wehtaten, aber gleichzeitig haben sie in mir Kraft entfacht, nach dem Motto: »Denen zeig ich's!« Es ist immer so ein Scheideweg. Entweder denkst du: »Ja, ich bin klein und schwach und schuppig.« Oder du sagst dir: »Denen zeig ich es!« Ja, klar gibt es Krankheitsverläufe, die bis hin zur Berufsunfähigkeit gehen, aber bei einem normalen Verlauf kann man mit dieser Krankheit alles erreichen. Das finde ich sehr schön zu wissen und das würde ich auch jeder und jedem Betroffenen aufs Brot schmieren.

Finde ich cool, dass du das sagst. Bei mir ist es nämlich sogar so, dass ich *durch* diese Krankheit so tolle Sachen erreicht habe und da stehe, wo ich heute stehe. Ich habe dieser Krankheit so viel zu verdanken und das nicht nur auf meine Persönlichkeit bezogen.

Ich danke dir für deine Offenheit, deine Worte und deine Zeit. Ich bin mir sicher, das wird anderen Menschen helfen.

»Ob du glaubst,
du kannst es,
oder ob du glaubst,
du kannst es nicht,
du hast recht.«

HENRY FORD

Tausche Iiiiihhh gegen Wooow

Das, was Henry Ford sagt, auf der Seite zuvor, lies das noch mal!

Und was sagt uns das und alles andere, was du hier schon gelesen hast? Über kurz oder lang darfst du lernen, dich zu lieben. Weil du es wert bist. Weil es nichts Wichtigeres für dich gibt, als dich zu lieben und dadurch auch andere zu lieben und geliebt zu werden. Wann immer du feststellst, dass du anders bist: Sei stolz darauf. Liebe dich genau dafür. Denn wie kannst du von jemand anderem erwarten, dass er oder sie dich liebt, wenn du es selbst nicht tust?

Ich möchte noch mal kurz auf den Satz von Kader aus unserem Interview eingehen: »... da ich mich selbst niemals als Narzissten sehen möchte, ist Selbstliebe keine Option.«

Dieser Satz macht mich erst mal unglaublich traurig. Er beschreibt nämlich das, was sich in vielen Köpfen abspielt. »Ich möchte mich nicht so wichtig nehmen, deswegen gestatte ich mir nicht, mich zu lieben.« Da möchte und muss ich sagen: NEIN! Völliger Quatsch!

Ich zitiere an dieser Stelle gerne den Psychologen Robert Betz, der sagt: »Selbstliebe ist geradezu das Gegenteil von Narzissmus oder Egoismus.«[23] Und weiter: »Nur ein Mensch im Mangelbewusstsein, der nicht weiß, dass er ein Herz hat, das lieben kann, und sich selbst durch seine Liebe nähren kann, versucht, sich dies von anderen zu nehmen.« Und weiter sagt Betz: »Selbstliebe beginnt damit festzustellen, was man alles *nicht* an sich liebt.«

Wenn du glaubst, dass du nicht genug bist, dann glauben das ganz wahrscheinlich auch andere. Das einzige Problem an uns sind letzten Endes wirklich unsere (schlechten) Gedanken. Erinnerst du dich? Das hatte ich anfangs schon mal geschrieben: Wenn du das nächste Mal denkst, du bist nicht gut genug, solltest du eins zuallererst mal tun: dir das nicht glauben. Nicht mit allem, was wir denken, haben wir auch recht.

Wir führen irgendwie immer herbei, was wir erwarten. Erwartest du, dass dich jemand nicht mag, ist die Wahrscheinlichkeit hoch, das er oder sie es auch nicht tut. Du wirst einer außenstehenden Person dann vermutlich auch nicht viel Anlass geben, es zu tun. Das, was wir ausstrahlen, kommt quasi zu uns zurück. Wir können davon ausgehen, dass andere uns wahrnehmen, wie wir uns selbst wahrnehmen. Und das geht eben nicht nur mit »Ich bin nicht genug und keiner will mich so recht«, sondern auch und erst recht mit »Ich bin genug und 'ne coole Sau!«

Sich bedingungslos zu akzeptieren, mit allen Ecken und Kanten und Stärken und Flecken, bedeutet Freiheit. Wenn du dieses »Was denken die anderen?« ausschalten kannst und lebst, wie es sich für dich richtig anfühlt, dann hast du das Leben verstanden. Ja klar, das klingt viel leichter als getan, aber es ist machbar. Und wir müssen es uns nicht schwerer machen, als es im Grunde genommen ist. Mir hilft seit der Schulzeit ein Satz, der mir in scheinbar unüberbrückbaren Momenten oder Lebenssituationen Kraft gibt. Keine Ahnung, wer ihn zuerst gesagt hat:

»Kosmisch betrachtet ist das alles halb so wild.«

Wenn du dich mal rauszoomst aus der ganzen Nummer, dann sollte das doch wirklich hinzukriegen sein, oder? Du schaffst das! Ja, es ist eine Herausforderung. Weil wir in einer Welt leben, in der uns langhaarige 90-60-90-Ideale von jeder einzelnen TV-Zeitung anlächeln. In der uns in der Social-Media-Welt, im TV, in Netflix-Serien, auf Kinoleinwänden ein Bild vom perfekten Leben vorgelebt wird. Klar, auf die Schnelle denkt man »Ich will auch«. Und klar sind wir da erst mal bestrebt, das höher, weiter, besser zu schaffen. Größere Wohnung, schönerer Schmuck, neuere Klamotten, hübscheres Aussehen, teureres Auto, neueres Handy und vor allem Makellosigkeit. Unsere Selbstzweifel wachsen und unser Wunsch nach eben dieser Makellosigkeit leider auch. Falten? Jetzt schon, mit 35? Aber was mach ich denn anders als J.Lo, die mit fünfzig noch aussieht wie aus dem Ei gepellt. Angst vorm Alter, Angst vorm Nicht-perfekt-Sein, Angst vor einer Kleidergröße mehr.

Aber macht dich dieser Leberfleck, deine Lachfalten, dieses Muttermal, dieses Lipödem, diese Hautkrankheit wirklich zu einem schlechteren Menschen? Wie würdest du einen Menschen, der dir wichtig ist, damit sehen? Wie wichtig du bist, findest du nicht in der Meinung anderer. Du entscheidest, ob du glücklich bist. Und was denkst du, wie echtes Glück einen zum Strahlen bringt und wie die Menschen dich dann wahrnehmen?!

Vielleicht oder ganz sicher hilft es zu verstehen, dass niemand perfekt ist. Was wie eine abgedroschene Floskel klingt, ist einfach die Wahrheit. Jeder hat sein Päckchen zu tragen und kämpft seinen eigenen kleinen oder großen Kampf. Jeder hat seine Themen und versucht, die beste Version seiner selbst zu sein oder zu werden.

Wir finden uns oft nicht genug. Nicht witzig genug, nicht klug genug, nicht genug Brust, nicht dünn genug, nicht hübsch genug … Statt Kraft aufzuwenden, um unsere »Fehler« zu sehen und zu vertuschen, sollten wir diese Energie dazu nutzen, unseren Blick für unsere Stärken zu schärfen und diese zu fördern und stolz auf sie zu sein.

Aus einem »Wie kann ich anderen mehr gefallen?« kann ein »Ich bin ne coole Sau und dankbar für das, was ich kann und bin« werden. Aus einem »Iiiiihhh« in deinem Kopf muss und darf und soll ein »Wooooooooow« werden. Versteh mich nicht falsch, du wirst nicht »geheilt« sein, nur weil du es einmal geschafft hast, das zu verinnerlichen. Sich selbst zu lieben ist ein Prozess, der niemals endet. Ein ewiges Experiment mit sich selbst. Und irgendwie macht es das ja auch wieder spannend und zu einer never ending lovestory. Mit dir selbst. Hach, ist das romantisch, mir kommt gleich der Blumenkohl von heute Mittag hoch. Aber so isses nun mal.

Es geht so ziemlich jeder und jedem so. Und bei uns kommt nun also noch unser Gadget, die Psoriasis, hinzu. Wir werden doppelt gefordert und setzen den Fokus nicht »nur« auf die zu kleinen Brüste, die zu große Nase, die zu kurzen Beine, den zu dicken Bauch und/oder die zu dünnen Haare. Wie sollte es auch anders sein, bei dieser Rundumbeschallung?

Aaaaber wir sind ja alle nicht auf den Kopf gefallen. Na ja gut, das ein oder andere Mal muss ich mich da rausnehmen. Jedenfalls wissen wir, dass nicht alles Gold ist, was glänzt, und auch nicht alles Diamanten, was glitzert. Manchmal ist es eine Psoriasis-Patientin, die in der Sonne steht. Und sei doch mal ehrlich. Denkst du wirklich, dir fehlen zum Glücklichsein dickere Haare oder ein paar Sommersprossen weniger? Hör auf Bertrand Russell. Der sagte nämlich:

»Zu akzeptieren, dass du nie alles haben wirst, was du willst, ist unumgänglich, um glücklich zu sein.«

BERTRAND RUSSELL

Die gute Nachricht: Glücklicherweise findet diesbezüglich ja auch gerade ein wunderschönes und wichtiges Umdenken statt. Herausfordernd also ja, aber wie geil ist denn bitte das Gefühl, das man hat, wenn man eine Herausforderung erfolgreich gemeistert hat?

Also hör auf, dich anzupassen und zu verstecken und zu verbiegen, und fang an zu tanzen. Tanze aus der Reihe, wachse über dich hinaus und gib so auch gleich noch Menschen, die diese Besonderheit nicht haben, dafür aber eventuell Selbstzweifel, eine Message mit, die sie bestärkt, ebenfalls die sein zu dürfen, die sie so gerne endlich sein wollen. Sie selbst!

Lass uns die Individualität feiern. Ich mache in Phasen, in denen ich mich nicht sonderlich wohlfühle (kennen wir alle), oft immer noch den Fehler und rede schlecht über mich. Was ich dabei vergesse, ist, dass mein Körper mich hört und glaubt, was ich sage. Fühle ich mich also hässlich, sage ich mir das, glaube ich mir das und strahle das dann auch aus.

Mein innerer Schweinehund ist ne ausgewachsene deutsche Dogge. Hab grad mal nachgeguckt, der Größte ist einfach mal 2,30 Meter, wenn er sich aufrichtet. Datt Ding springt dich einmal an, dann war's das. Aber ich habe so meine Tricks, Fridolin zu überlisten. Ja, der Name ist eher niedlich, aber aus zwei Gründen die richtige Wahl.

Gibst du etwas Angsteinflößendem oder vermeintlich Unberechenbarem einen niedlichen Namen, dann wirkt es nicht mehr so mächtig und angsteinflößend. Und zweitens, die meisten Tiere, die ich hatte, trugen diesen Namen. Kann mich von Gewohnheiten schlecht trennen und bin dazu noch vergesslich, also Win-Win.

Okay, kommen wir zurück zum Punkt. Fridolin ist groß und ich bin faul. Aber wenn ich es schaffe, mich einfach »nur« in Sportsachen zu schmeißen, wird die deutsche Dogge zu einem schnubbeligen Dachshund. Und den kriegt man ja in den meisten Fällen überwunden. Und dann laufe ich los. Und auch, wenn ich mich währenddessen immer mal frage, in welchem geistig umnachteten Moment ich denn diese bescheuerte Idee hatte, mich ohne Sauerstoffzelt und Fahrkarte immer weiter von der heimischen Couch zu entfernen, gibt's doch danach immer den Aha-Effekt. Könnte »**A**ch, du sc**H**eiße, nicht noch m**A**l« lauten, ist aber eher das Gegenteil. Eher so: »**A**lllter, **H**ut **A**b!«

Das ist mein Trick. Ich fühle mich dann einfach besser und wieder wohler und gar nicht mehr so quallig. Bisschen Asthmaanfall hier, kleiner Herzkasper da, aber unterm Strich einfach besser.

Eine Freundin hat mal gesagt: »Es gibt zwei Dinge, die man nie bereut. Das sind Sport und Sex.« Ja gut, das mit dem Sex und der Reue kam bei dem einen oder anderen vielleicht das ein oder andere Mal vor, aber im Normalfall hat sie da ja wohl total recht.

Immer gilt: Sei gut zu dir und deinem Körper. Er leistet Großartiges und das jeden Tag. Es fing schon an, noch bevor du überhaupt auf der Welt warst.

Wir alle predigen, dass Menschen andere Menschen behandeln sollen, wie sie selbst behandelt werden möchten. Aber fangen wir doch mal bei uns an. Behandeln wir uns denn so, wie wir es von anderen erwarten oder wie wir unsere beste Freundin behandeln? Wenn ich mal von mir ausgehe, kann ich sagen: Nein. Ich hab mich lange viel schlechter behandelt als die Menschen, die ich liebe. Ich war mit anderen so viel mitfühlender, empathischer und liebevoller. Habe andere mit Respekt behandelt, mein Licht aber unter den Scheffel gestellt. Dabei habe ich all das Liebevolle ganz genauso verdient. Genau wie du. Denn du bist es wert!

Also, lass mal mit uns umgehen, wie wir mit Lieblingsmenschen umgehen. Lass zu uns , unserem inneren Kind, mal Sachen sagen, die wir auch unseren Kindern sagen würden. Ein «Du machst das toll. Sei nicht so hart zu dir selbst» statt ein «Bist du dumm. Das schaffst du nie.« Wir glauben, was wir uns sagen, so machen viele von uns sich unbewusst klein. Drehen wir den Spieß mal um und vertauen uns. Trauen uns Dinge (zu) und nähren so unseren Selbstwert.

Ich denke, die Basis für alles ist der Selbstwert. Bedeutet im Umkehrschluss: Die Wurzel (fast) allen Übels ist der Selbstzweifel. Neid, Missgunst, Verbitterung, Hass ... das alles hat seinen Ursprung in persönlicher Unzufriedenheit und darin, dass man sich selbst einfach nicht sieht, geschweige denn liebt. Dass man sich selbst für nicht wichtig genug erachtet, um sich selbst wichtig zu nehmen. Man möchte nicht arrogant oder narzisstisch sein. Aber das eine hat mit dem anderen ungefähr so viel zu tun wie ich mit Zahlen.

In der Theorie wissen wir das alles und doch nehmen wir uns oft nicht die Zeit, uns mal so richtig zu reflektieren. Wir dürfen uns mal ein paar Minuten raus nehmen, in uns rein hören und mal gucken welche Melodie da so ertönt. Wie sieht sie aus, deine wichtigste Beziehung überhaupt, die zu dir selbst? Hör mal in dich rein und sei mal ganz ehrlich zu dir. Tu es für dich.

Ich frage dich, beziehungsweise du dich bitte selbst:

Wie steht es bei dir um die Selbstliebe?

Wie siehst du dich selbst?

Kannst du sagen, dass du dich selbst liebst?

Wenn ja, warum?

Wenn nein, warum nicht?

Bist du mit dir selbst so geduldig und liebevoll
wie mit anderen?

Was würdest du dir sagen, wenn du deine beste Freundin,
dein bester Freund wärst?

Was fühlst du, wenn du dich im Spiegel betrachtest?

Wärst du gerne mit dir selbst befreundet?

Stehst du für dich ein?

Wenn nein, wann möchtest du damit anfangen?

Womit an deinem Körper bist du komplett zufrieden?

Würdest du etwas an deinem Körper ändern,
wenn du könntest?

Wenn ja, was?

Und wenn das dann anders ist, denkst du, du bist dann ein anderer Mensch? Liebenswerter oder so was in die Richtung?

Und eine letzte, sehr wichtige Frage:
Wer entscheidet, ob du glücklich bist?

Beim Schreiben dieser Fragen finde ich es rückblickend schon krass, wie sich meine Antworten im Laufe der Jahre verändert haben. Wenn ich vor ein paar Jahren gefragt wurde, ob ich etwas an mir ändern wollen würde, wäre die Antwort ein aus der Pistole geschossenes JA gewesen. Ich hätte damals sicherlich mit der Haut angefangen und dann gar nicht gewusst, welches Teil an meinem Körper ich danach als Erstes nennen soll. Die Liste war lang. Zu kleine Brüste, zu viel Hintern, zu dicke Wangen, Oberschenkel könnten auch bisschen weniger sein und gegen ein schmaleres Becken hätte ich auch nichts einzuwenden gehabt. Aber Zeiten ändern sich zum Glück. Und mit ihnen der Blick, mit dem man sich sieht, und der Schmerz, mit dem man sich im Spiegel betrachtet. Aber auch er gehört dazu. Zu mir. Zu meiner Geschichte.

Jeder von uns hat in seinem Leben schon alle möglichen Arten von Schmerz durchgemacht. Liebeskummer, Ausgrenzung, Trauer, Verlust, vielleicht Mobbing, unerwiderte Liebe, körperlichen Schmerz … Auch diese Liste ist lang. Und trotzdem, oder genau deshalb, bist du hier. Genau hier, wo du jetzt bist. Nicht mehr da, wo du gestern noch warst. Und vielleicht auf einem guten Weg in *dein* Morgen.

Wichtig ist, dass du das alles in deinem Tempo machst, damit du auch wirklich ankommst. Und wenn du angekommen bist, dann darfst du nicht denken, du bist fertig. Dann kommt die nächste Herausforderung und das ist es doch, was das Leben so wunderbar bunt und Lebenswert macht.

Deswegen möchtest du vielleicht auch etwas mehr tun, weshalb du ja auch gerade dieses Buch liest. Und genau deshalb halte jetzt kurz mal inne und SEI VERDAMMT STOLZ AUF DICH! Ich bin es auch. Sei stolz und darüber glücklich … Denn wer schön sein will, muss glücklich sein.

»Als ich mich selbst zu lieben begann, habe ich mich von allem befreit, was nicht gesund für mich war. Von Speisen, Menschen, Dingen, Situationen und von allem, was mich immer wieder hinunterzog, weg von mir selbst. Anfangs nannte ich das ›gesunden Egoismus‹, aber heute weiß ich, das ist Selbstliebe.«

CHARLIE CHAPLIN

Wer schön sein will, muss glücklich sein

Vielleicht machst du erst mal eine kleine Inventur. Eine Ich-ventur quasi. Wie waren deine letzten Tage? Warst du glücklich? Bist du es jetzt gerade? Hast du Energie? Bewegst du dich genug?

Wie hast du zuletzt mit dir gesprochen oder tust es generell? Bist du gut zu dir? Oder schroff? Traust du dir Dinge zu? Oder bist du dein eigener Feind? Kritisierst du dich? Bist du dankbar? Nimmst du dir Zeit für dich? Gestehst du dir Pausen zu? Bist du ausgelastet oder überlastet?

Wo und wie siehst du dich in einem Jahr? Wo in fünf Jahren? Bist du dann noch der oder die, der oder die du heute bist? Stehst du noch da, wo du heute stehst? Oder wärst du gerne (wo-)anders? Gibt es etwas, was du gerne ändern würdest? Was brauchst du dafür?

Ganz schön viele deepe Fragen auf einmal, ich weiß. Nur sind es welche, die du dir stellen solltest, um erst mal zu sehen und greifen zu können, wo du stehst und ob beziehungsweise was du ändern möchtest.

Stell dir doch mal vor, du bist nur eine Entscheidung von einem komplett neuen Lebensgefühl entfernt und triffst sie. Was wäre, wenn ich dir sage, dass dem genau so ist? Dass du genau das kannst! Was wäre, wenn »nur« ein Schritt in die richtige Richtung dein Leben, das bis jetzt eventuell aus Einschränkungen, Schmerz, Scham und Vertuschung bestand, verändert?

Ja, manchmal wissen wir nicht, wo wir anfangen sollen. Weil der Weg so ungewiss und lang erscheint, dass wir es gar nicht erst wagen, den ersten Schritt zu gehen. Ja, muss ich machen … aber nicht heute. Vielleicht morgen, wenn ich nicht so viel zu tun hab.

Wie du etwas ausdrückst, das kann Berge versetzen. »Das kann so nicht bleiben« bedeutet nichts anderes als »Wird es aber«. Scheitern mit Ansage. »Das ändere ich jetzt« klingt da schon viel besser und vor allem kannst du dich so selbst ernst nehmen.

Ich möchte dir aus eigener Erfahrung sagen: Nach dem ersten Schritt geht es sich meist so viel leichter. Man muss ihn »nur« gehen. Und dann den nächsten. Schritt für Schritt, einen Fuß vor den anderen setzen. Und dabei darf man auch gerne an die Hand genommen werden, denn manchmal gerät man ins Straucheln. Vor allem bei unbekannten Wegen, die man neu erkunden muss.

Geh ihn mit mir. Geh ihn mit einem Partner, deiner Partnerin, deiner besten Freundin oder einem »Leidensgenossen«. Hol dir Unterstützung, wenn du sie brauchst, aber geh deinen Weg selbstbestimmt.

Ich werde oft nach meinem Weg gefragt, aber auch hier gilt: Es gibt nicht diesen einen richtigen Weg. Es gibt viele. Du musst ihn selbst gestalten, gehen und erleben. Das ist eine ganz andere Qualität. Das Einzige, worin ich dich bestärken kann, ist, dass du eben nur diese eine Entscheidung von einer komplett neuen Lebensqualität entfernt bist. Ob es eine Therapie ist, die du noch nicht probiert oder gefunden hast (wofür du natürlich einen kompatiblen Arzt oder eine passende Ärztin brauchst) oder eben die Akzeptanz, dass du bist, was und wer du bist. Besonders! Du bist einzigartig. Mach dir deine Besonderheit bewusst und sieh sie als das, was sie ist. Deine Stärke.

Ich bin mir sicher, dass du es schaffen wirst, dich selbst richtig cool zu finden, und noch sicherer, dass du anderen damit dann auch noch helfen wirst. Das weiß ich so genau, weil ich das allerbeste Beispiel dafür bin.

Alle wollen immer ans Ziel und denken, dann sind sie angekommen. Aber wie wär´s denn, wenn wir uns in den Weg verlieben?

Jo, der Weg ist das Ziel. Hier sind mal ein paar Dinge, die du auf deinem Weg zu dir beherzigen darfst. Und mit »darfst« meine ich »musst«. Sieh es als eine kleine Hausaufgabe für dich. Ich möchte bitte gerne Ergebnisse sehen, sonst wird das ja oft nix. ;)) Mit diesen Dingen kannst du echt immer mehr bei dir sein und dich bald bedingungslos lieben.

1. Sei achtsam (mit dir)

Wie schon gesagt, sei achtsam mit dir. Achtsamkeit bedeutet Kümmerung (ich glaube, das Wort habe ich erfunden, aber ich liebe es). Es ist wirklich an der Zeit, dass wir uns einfach mal aufmerksam zuhören. Denn wer das nicht kann, wird krank. Wir alle haben verlernt, unseren Körper zu verstehen, ihm zu vertrauen und ihm das zu geben, was er benötigt. Wenn wir das wieder lernen, wird es uns automatisch besser gehen.

Wenn du müde bist, geh früher schlafen. Wenn du dich schlapp und ausgelaugt fühlst, spring raus aus dem Hamsterrad und iss mal wieder nicht nur Sch***e. Bewege dich mehr. Verbinde dich mit der Natur.

Klingt einfach, machen wir aber viel zu selten, weil die Zeit so rar ist. Zu viele Listen, zu wenig Zeit. Weil das muss noch und das muss noch und irgendwie hat der Tag halt viel zu wenig Stunden.

Sich um sich zu sorgen, zu kümmern und auf sich aufzupassen, ist wohl das Schönste, was man sich schenken kann. Und was so völlig selbstverständlich klingt, ist es so gar nicht. Wir tun uns jede Menge an, oft schleichend und ohne es zu merken. Wir stressen uns, umgeben uns mit Menschen und Dingen, die uns nicht guttun, trinken zu viel – und damit meine ich leider kein Zitronenwasser – und schaufeln Gift in uns rein. Wir ärgern uns über Dinge, die uns in drei Stunden gar nicht mehr tangieren werden, und geben Sachen Energie und Raum, die es einfach nicht wert sind. Das zu differenzieren, ist die Kunst.

Der erste Schritt ist es also, zu reflektieren, was uns guttut, und zu ändern, was uns eben nicht nährt. Selbstfürsorge. Wichtiger geht nicht. Nimm dir also unbedingt jeden Tag mindestens eine halbe Stunde Zeit. Atme bewusst, sei achtsam und vor allem sei dankbar für die kleinen Dinge im Leben.

Dankbarkeit ist die Grundlage des Glücklichseins.

Wir sehen Dinge schnell als selbstverständlich an. Was sie nie sind. Also mach dir gerne gleich mal eine Liste und zähle mindestens zehn Dinge auf, für die du dankbar bist. Das kann das Dach über deinem Kopf sein, das Privileg, arbeiten zu können, oder auch der heiße Tee in Ruhe heute morgen. Und wenn es noch so klein erscheint, reflektiere, schreib es auf und sei dankbar.

1.

2.

3.

4.

5.

6.

7.

____

____

8.

____

____

9.

____

____

10.

____

____

Ich habe vor ein paar Jahren mal eine kleine Übung zur Dankbarkeit entdeckt, mit der man sich der kleinen Dankbarkeitsmomente wieder etwas bewusster werden kann. Man nimmt ein paar Kaffeebohnen (oder Ähnliches) und packt sie sich in die linke Hosentasche. Ich höre einige schon schreien: »Und was, wenn ich n Rock anhabe?« Tja, Brigitte, dann kannst du da leider nicht mitmachen. Spaaaaaaß … Pack sie dir irgendwo anders hin.

Okay, wie weiter? Immer, wenn du am Tag für etwas dankbar bist, packst du eine Kaffeebohne von der linken in die rechte Hosentasche. Allein diese »Aufgabe« lässt dich viel achtsamer und aufmerksamer durch den Tag laufen. Ist dieser Kaffee jetzt eine Bohne wert? Und wie ist es mit dem netten Postboten? Dein Kollege hat dir bei etwas geholfen? Bohne! Und so weiter und sofort. Der Tag ist oft laut und schnell und einiges wird immer untergehen. Aber abends oder wann auch immer, wenn du in deine rechte Tasche guckst, siehst du noch mal, wie dankbar du sein kannst. Wie viele kleine große Momente du gehabt hast.

Jetzt, wo ich das hier schreibe, möchte ich das kleine Experiment wieder in die Tat umsetzen. Ich erinnere mich, wie ich es früher gemacht habe und immer mal zwischendurch die Bohnen in der Tasche gefühlt habe und die kleinen und großen Glücksmomente Revue passieren ließ. Schön ist das. Aber nix für die Waschmaschine. #justsaying

Und jetzt gebe ich dir noch was sehr Weises von Bodo Schäfer mit. Der sagt nämlich: »Bevor du dich über etwas aufregst, frage dich immer: Wird das in einer Woche, sechs Monaten oder drei Jahren überhaupt noch eine Rolle spielen? Wenn nicht, dann lass es einfach los.«[24]

Der Bodo, ne? Sagt mir nichts dir nichts (die 90er haben angerufen und wollen ihren Spruch zurück) einfach: »Lass es einfach los.« Wir wissen alle, ist Quatsch. Aber wenn man das im Hinterköpfchen behält, dann kann man aus der einen oder anderen Situation tatsächlich mal ohne nen Puls von 280 rausgehen. Und glaub mir, kaum jemand steigerte sich in unschöne Situationen so gerne unnötig rein wie ich. Aber ich bin dran. In der Ruhe liegt die Kraft. Und da sind wir auch schon beim nächsten Punkt …

2. Meditiere

Essenziell dafür, eine gute Beziehung zu dir zu haben und dich zu lieben, ist Zeit mit dir. Ruhe. Damit du deinen Gedanken und deinen Körper hören und verstehen kannst, in dieser lauten, schnellen und grellen Welt. Damit du dich mit deinem Unterbewusstsein beschäftigen kannst, das 95 (!) Prozent ausmacht – unsere bewussten Gedanken machen nur 5 Prozent aus. Alles, was wir je erlebt haben, ist im Unterbewusstsein gespeichert. Wir sind nur nicht (so einfach) in der Lage, es abzurufen. Das, was wir bewusst denken und entscheiden, ist also nur die Spitze des Eisberges. Unsere Glaubenssätze, Überzeugungen und Gewohnheiten sind mächtig, allerdings unter der Oberfläche. Und wenn da irgendwas entdeckt und gesehen werden will, aber niemand zuhört, dann kann Wut auftauchen. Und die drückt sich bei uns über die Haut aus. Das zumindest eine Idee, die ziemlich hilfreich ist.

Kleiner Spoiler, auch wenn ich noch lange nicht bin, wo ich sein möchte: Der Moment, wenn du verinnerlichst, dass es dir Energie gibt, dich wachsen lässt und dich offen für alles andere macht, wenn du mit dir allein sein kannst, ist das Schönste. Das ist der Moment, in dem du verstehen wirst, dass alles, was du verzweifelt im Außen gesucht hast, in dir drin ist. Und schon immer war. Und um dahin zu kommen, hilft Meditation so sehr.

Nun denken sehr viele Menschen, man muss dabei stur auf einem kleinen Hocker oder Kissen im Schneidersitz sitzen und darf nix denken. Und das am besten stundenlang. Gibt schließlich Mönche, die essen tagelang nichts und kriegen das hin. Oder der eine Mönch Namens Amar Bharati, der 1973 entschied, seinen rechten Arm dauerhaft zu heben, um Gott näher zu sein und seine Bewunderung auszudrücken. Und dann machte er das. Jo, da muss das bisschen Rumsitzen und Nichts-Denken doch wohl drin sein.

Nee, muss es nicht. Aber dazu gleich mehr.

Ich bin von Natur aus ein recht ungeduldiger Mensch. Die Hummeln in meinem Allerwertesten und ich haben nicht geglaubt, dass wir mal eine Meditation durchhalten können. So faul ich auch sonst bin (und glaub mir, wer fauler ist als ich, ist tot), genau in solchen Momenten melden sich die kleinen Dinger in meinem A***h. Apropos Hummeln. Wusstet du, das Hummeln anatomisch eigentlich gar nicht fliegen können und dies einfach nur nicht wissen? Deshalb fliegen sie einfach und scheren sich nix, ob sie das können dürfen. Und so, nur andersrum, ist es mit Elefanten. Nee, die können anatomisch natürlich nicht fliegen, aber sie sind als ausgewachsene Tiere leider oft an einen kleinen Pflock gebunden und meinen, sie könnten nichts dagegen tun. Sie wären selbstverständlich stark genug, das Ding aus dem Boden zu reißen, aber sie wissen das einfach nicht. Man hat sie nämlich, als sie ganz klein waren, schon mal daran festgebunden. Damals hatten sie wirklich nicht genug Kraft, sich loszureißen. Also gaben sie irgendwann auf und haben schlichtweg vergessen, zu was sie in der Lage sind. Ihr Glaubenssatz ist »Das kann ich nicht.« So wie es meiner lange war. Und vielleicht auch deiner.

Meditation kann helfen, solche Dinge bewusst zu kriegen und zu entdecken, was alles in uns steckt. Es gibt ganz wunderbare Meditations-Apps, Podcasts, Bücher, Videos ... Die helfen dir, immer besser mit dir selbst klarzukommen. In den meisten geführten Meditationen bekommst du auch kleine Impulse, die dich zum Nachdenken anregen. Ich lieb´s. Am Ende des Buches findest du ein paar Anbieter.

Oder denkst du »Nee, dafür bin ich einfach nicht gemacht«? Ja, den Gedanken kenne ich. Lass mich an dieser Stelle Lydia Zauberhaut zitieren (die übrigens auch ein ganz zauberhaftes – haha – Buch geschrieben hat, das findest du auch in den Empfehlungen). Sie erklärt nämlich, warum man sich einen großen Gefallen tut, wenn man mit dem Meditieren anfängt. Sie schreibt, dass Meditieren glücklich macht, weil dabei der Teil des Gehirns angeregt wird, der auch zuständig für unsere positiven Gefühle ist. Meditation baut gleichzeitig Aggressionen und Ängste ab. Und, wie schon erwähnt, hilft sie dir, erlernte Erfahrungen nicht ständig mit dir mitzuschleppen, sondern sie zu verändern und in deinem Unterbewusstsein aufzuräumen.

Lydia meint: »Du bestimmst, was Meditation für dich ist. Für manche ist es ein Spaziergang in der Natur. Für wiederum andere ist Meditieren eher mit Bewegung verbunden, zum Beispiel mit Yoga. Es geht beim Meditieren einzig und allein darum, dass du (dir selbst) bewusst wirst. Egal wie, egal wann, egal wo.«[25]

Warum hilft Meditation?

- *Du hast ein Date, und zwar mit deinem Unterbewusstsein. Endlich lernt ihr euch mal richtig kennen und könnt miteinander arbeiten.*
- *Deine Achtsamkeit wächst. Du wirst achtsamer mit dir, deinen Gefühlen und Gedanken.*
- *Du hebst nachhaltig deine Stimmung.*
- *Du kannst dich deinen Ängsten stellen, lernen, sie loszulassen und zu lösen.*

Okay. Also, wer es jetzt nicht zumindest mal probiert, ist selbst schuld.

Das Ziel bei der Meditation ist es eben nicht, wie uns gerne mal vorgegaukelt wird, dass wir unsere Gedanken abstellen und für eine Zeit nichts denken. Geht ja auch gar nicht. Das Ziel ist es, uns nicht von unseren Gedanken, die nicht nur frei und brillant sein können, sondern auch oft die Quelle unseres Leid sind, mitreißen zu lassen. Das geht, indem wir üben, sie einfach zu bemerken, sie wahrzunehmen und wieder davonziehen zu lassen.

Wenn ich meditiere und bemerke, dass ich mich wieder mal in

einem Gedankenwirrwarr befinde, nehme ich es an und stelle mir einen Regler vor, mit dem ich meine Gedanken leiser drehe. So kann ich verhindern, dass sie mich überwältigen. Also, Gedanken wahrnehmen, leiser drehen und/oder davonziehen lassen und zum Ausgangspunkt zurückgehen. Zum Atem. Bei der Meditation dreht sich nämlich alles um den Atem. Einatmen, Ausatmen. Der Fokus ist dort und wird immer wieder dorthin zurückgeholt.

Du hast keine Ahnung, wie du anfangen sollst? Da kann ich dir gleich mal die Angst nehmen. Hier gilt es nicht, perfekt zu sein. Im Schneidersitz zu sitzen und gleich beim ersten Mal die Erleuchtung gewinnen? Klappt (vermutlich) nicht. Meditieren muss man lernen. Es geht um die Praxis. Und die kann man lebenslang haben. Lass dich drauf ein. Geh gerne auch mal auf www.zauberhaut.coach und probiere den Meditationsfinder von Lydia. Oder du machst es dir gemütlich, vielleicht zündest du eine Kerze an, setzt dich bequem hin und machst dir eine geführte Meditation an. Die gibt es auf den gängigen Kanälen, auch kostenlos. Ein paar, die ich mag, stehen am Ende des Buches.

Mach dich frei.

Öffne dich.

Und empfange.

Okay, noch fix ein paar Schritte, die Lydia empfiehlt, und dann kannst du dich bei weiterem Interesse supergerne auf ihrer Seite umschauen.

Schritt 1: Verabschiede dich von Mythen. Dieses »Meditieren hilft, mal nichts zu denken« stimmt schlichtweg nicht und das gleich von vornherein zu wissen und zu verinnerlichen, nimmt dir den Druck und macht den Einstieg wunderbar einfach. Klar denken wir. Also meistens. Lass deine Gedanken einfach kommen und gehen.

Schritt 2: Löse dich von Perfektion. Die perfekte Meditation, die perfekte Zeit, den perfekten Ort gibt es nicht. Mach es, wann immer du dich am wohlsten damit fühlst.

Schritt 3: Fang langsam an. Zwing dich nicht dazu. Du schaffst es nicht täglich? Kein Ding, dann lässt du es heute halt ausfallen und guckst, ob du's am nächsten Tag möchtest. Es ist wichtig, Freude dabei zu empfinden, also alles kann, nichts muss. Fang mit kurzen Meditationen an, das halten die Hummeln in deinem Hintern am Anfang wohl am besten aus.

Schritt 4: Probier dich aus. Wie gesagt, gibt es verschiedene Meditationsformen. Hier empfehle ich einfach noch mal den Finder, damit du ungefähr weißt, was zu dir passen könnte. Und/oder probier dich durch, bis du angekommen bist. Hier gilt: Deiner Intuition sind keine Grenzen gesetzt.

Schritt 5: Sei liebevoll mit dir. »Du darfst alles spüren und akzeptieren – in Liebe zu dir selbst! Denn du bist nicht dein Gefühl. Du bist nicht deine Gedanken. Meditieren lehrt dich, wertfrei zum Beobachter deiner Selbst zu werden.« So Lydia Zauberhaut.[26]

Meditieren ist etwas sehr Individuelles. Es lässt dich achtsamer werden, lässt dich reflektieren und den Stress vergessen. Du bist geduldiger, deine Resilienz wird gestärkt, du bist ausgeglichener und es hilft dir, die Nerven zu behalten. Also absolut empfehlenswert!

Nimm dich nicht so hart ins Gericht und versuche es einfach. Ich persönlich finde, man kann nur davon profitieren.

Viel Spaß :)

3. Suche dir Inspiration, ein Vorbild oder Gleichgesinnte

Gibt es vielleicht jemanden, der dein Schicksal teilt und dir an schweren Tagen hilft, wieder klarer zu sehen und mutiger zu sein? Der dir zeigt, du bist nicht allein? Wir alle wollen uns verstanden fühlen.

Oder vielleicht gibt es eine Seite mit Inspirationen und Reflektionen, die dich wieder ins Hier und Jetzt zurückholt, wenn du dich mal kurz verloren hast und wieder in alte Glaubenssätze zurückgefallen bist. Schau dich nach Podcasts mit Mehrwert um. Oder nach einem Buch, in dem du dir Dinge anstreichst, die dir helfen und die du dir immer wieder wie ein Mantra vorlesen kannst, wenn du es mal wieder brauchst. Oder es ist ein Lied. So eines, wie ich es hab. Mein ganz persönlicher Tipp für dich, der mir immer, immer, immer hilft, mich wieder ein bisschen stärker zu fühlen. Der mich immer wieder daran erinnert, welchen Weg ich gegangen bin und wie stark und besonders ich bin.

»This is me!«, »Das bin ich«

Es gibt dieses kleine und einfache Mittel mit großer Wirkung, zu dem ich regelmäßig greife, wenn sich mein Selbstbewusstsein entschieden hat, in seinem Schneckenhaus zu bleiben, und das ist die Musik. Dieses ganz bestimmte Lied, von dem du jetzt sicher wissen willst, welches es ist. Wenn du kein totaler Gefühlsklotz bist, wird es dir ähnlich gehen wie mir und deswegen möchte ich, dass du es probierst. Wenn ich mein absolutes Lieblingslied laut aufdrehe, sei es mit Kopfhörern oder im Auto, dann vergesse ich zumindest für einen Moment alle Zweifel. Jedes Mal von den 54 923 029 Malen, die ich dieses Lied jetzt gehört habe, hatte ich Gänsehaut. Mein Augen füllten sich mit Tränen, vor Stolz und Rührung, mein Rücken wird gerader, mein Brustkorb schwillt an ... Weil ich jedes einzelne Wort so dermaßen fühle. Weil ich mich verstanden und nicht allein fühle. Weil ich weiß, es geht so vielen Menschen wie mir und wir alle können stolz und stark sein. Nein, müssen!

»This is me!« ist der Titel und es ist das, was jeder von uns in die Welt hinausbrüllen sollte.

Ich meine, dieser Text ... Muaaaaahhhhhhhh.

»So, und nun legst du das Buch kurz weg, machst dir Kopfhörer rein, machst den Song an, den ich dir verlinkt habe, und hörst diese Worte. Fühle sie.«

»This Is Me«

VON KEALA SETTLE AUS

»The Greatest Showman«

https://youtu.be/CjxugyZCfuw

Affirmationen

Und hier ist noch etwas, was mir wirklich hilft, wenn ich doch mal wieder zweifeln sollte. Wie wir ja schon wissen, ist unser Gehirn manchmal gar nicht mal so klug und konzentriert sich lieber auf die negativen Dinge und Situationen als auf das Schöne. Das mag nützlich sein, bringt uns nur leider stimmungsmäßig so gar nicht weiter. Positive Impulse allerdings schon. Also, wie machen wir das?

Ich für meinen Teil habe angefangen, mir abends zum Einschlafen positive Affirmationen anzuhören. Laut Definition sind das Beteuerungen über sich selbst. Also bestärkende, aufbauende Aussagen zur eigenen Person. Etwas, was wirklich jeder zumindest mal versuchen kann und sollte, denn es ist eine ganz wunderbare (und kostenlose) Möglichkeit, sein Unterbewusstsein positiv zu beeinflussen oder sogar zu verändern. Wir programmieren es einfach neu, mit dem, was wir wollen.

So viele von uns haben ihr Leben lang oder zumindest einen Teil davon gedacht, sie seien nicht wichtig (genug), nicht gewollt, werden nie geliebt, nicht gesehen. Kennst du, oder? Und jetzt tauschen wir diese alten und negativen gegen neue und positive Glaubenssätze aus. Wir können damit glücklicher, selbstbewusster, besser im Beruf werden und vieles mehr.[27] Also warum nicht probieren?

Warum mache ich das zum Einschlafen? Weil unser Unterbewusstsein da am zugänglichsten ist. Positiv werden im Schlaf. Ha! Geht´s besser?

Es reicht natürlich nicht, diese positiven Sätze einmal zu hören und dann bist du ein neuer Mensch. Schön wär das! Aber nicht realistisch. Einfach ist es trotzdem. Lies dir die Sätze immer wieder durch. Oder hör dir immer wieder an, was du alles Tolles bist und kannst. Verinnerliche es. Verankere es in dir. Das wird dein Leben positiv verändern. Wichtig ist zu verstehen, dass jede Affirmation deine Wahrheit ist. Das bist du. Und das kannst du.

Ich möchte dir gerne ein paar meiner positiven Affirmationen mitgeben, die ich abends höre. Wenn du sie jetzt eh schon liest und es dir möglich ist, lies sie laut. Sag sie dir. Und vor allem: Glaube sie dir.

Ein paar der Affirmationen sind aus meiner Lieblings-Podcast-Folge (»Find your way«, Podcast von Philipp Kessler, speziell Folge 7: »Positive Affirmationen zum Einschlafen«). Du kannst sie dir nicht oft genug sagen ..., bis du sie dann ganz selbstverständlich lebst. Lass immer wieder ein anderes davon dein Mantra sein.

Beispiele für positive Affirmationen

- **»Ich bin erwünscht.«**
- **»Ich werde geachtet.«**
- **»Ich liebe mich selbst, so, wie ich bin.«**
- **»Ich bin wertvoll.«**
- **»Nur ich allein gebe mir meinen Wert.«**
- **»Meinen Weg zu gehen macht mir Freude.«**
- **»Mein Selbstwert ist stark.«**
- **»Ich bin voller Liebe für mich.«**
- **»Mein Selbstvertrauen ist unerschütterlich.«**
- **»Ich liebe das Leben.«**

- »Ich liebe alles Leben.«
- »Ich.liebe.alles.Leben.«
- »Ich bin verbunden mit der Natur und unserer Erde.«
- »Alles auf dieser Welt ist Leben.«
- »Die Natur gibt mir Kraft.«
- »Ich bin dankbar für meinen Körper.«
- »Ich bin dankbar für meine Gesundheit.«
- »Ich bin dankbar für mein Leben.«
- »Ich bin Ruhe.«
- »Ich bin Vertrauen.«
- »Ich glaube an das Gute im Menschen.«
- »Ich lasse jeden Tag nur Gutes in mein Leben kommen.«
- »Ich fokussiere meine Gedanken auf das Gute.«
- »Immer mehr Gutes wird in mein Leben kommen.«
- »Ich mache einen Unterschied auf der Welt.«

- »Ich trage meinen Teil dazu bei, die Welt zu einem besseren Ort zu machen.«
- »Ich bin glücklich und zufrieden.«
- »Schwierigkeiten sind perfekt, damit ich an ihnen wachse.«
- »Ich lerne jeden Tag und werde besser.«
- »Ich liebe es zu lernen.«
- »Ich achte und respektiere andere Menschen.«
- »Ich sehe in jedem Menschen, dass er das Beste versucht.«
- »Kritik hilft mir, besser zu werden.«
- »Jemand, der mich kritisiert, ist jemand, der mich besser machen möchte.«
- »Ich schenke anderen Menschen mein Lächeln.«
- »Ich erkenne in jeder Situation das Positive.«
- »Ich bin gelassen.«
- »Meine Gelassenheit erschafft Frieden.«

- »Ich liebe mich und meine Stärke.«
- »Ich bin voller Energie.«
- »Ich bin voller Freude.«
- »Ich bin voller Dankbarkeit.«
- »Ich bin voller Vertrauen.«
- »Ich vertraue meinen Fähigkeiten.«
- »Ich vertraue darauf, dass alles zum richtigen Zeitpunkt in mein Leben treten wird.«
- »Ich vergebe mir.«
- »Ich akzeptiere meine Vergangenheit.«
- »Mein Herz leitet mich.«
- »Ich trage mein Licht in die Welt hinaus.«
- »Ich bin erfolgreich.«
- »Ich entscheide mich für Leichtigkeit.«
- »Ich kann alles erschaffen, woran ich fest glaube.«
- »Ich entscheide mich für positive Gedanken.«

- **»Durch meine Gedanken und Visionen erschaffe ich mein Leben.«**
- **»Meine Seele ist mit allem verbunden.«**
- **»Ich bin empathisch.«**
- **»Ich genieße jeden Tag meines Lebens in vollen Zügen.«**
- **»Ich liebe mein Leben.«**
- **»Ich liebe meinen Körper.«**
- **»Ich liebe meine Seele.«**

4. Bewege dich

Das ist ein Punkt, mit dem ich hier und da immer gerne mal eine kleine Hassliebe führe, aus der dann aber mit der Zeit immer mehr Liebe wird. Ich merke mit jeder Zelle meines Körpers, wie gut mir Bewegung tut. Meistens leider erst im Nachhinein ... haha. Probiert habe ich schon so ziemlich jede Sportart. Kleiner Funfact: Ich hab sogar mal Sport- und Fitnesskauffrau gelernt. Frag nicht! Man muss viele Frösche küssen, bevor man den Prinzen erwischt. So ist's auch mit dem Beruf. Gut, aber weiter im Sport. Ich habe mich nun für das Joggen entschieden. Vielleicht, weil Fitnessstudios nicht (mehr) mein Ding sind, Bälle eher in meinem Gesicht landen und Liegen (leider) keine sportliche Disziplin ist. Vielleicht auch weil man, wenn man ne Weile in die eine Richtung gelaufen ist, nun mal irgendwie auch zurück muss und nicht einfach abbrechen kann. Fahrkarten oder Geld nehme ich übrigens nie mit. Will mich ja ungern selbst bescheißen. Manche muss man zu ihrem Glück zwingen. Ich gehöre definitiv dazu.

Ich bin früher schon mal eine Zeit lang wirklich viel gelaufen und kann mich noch dunkel daran erinnern, dass es kaum etwas gab, wobei ich so schnell messbare Erfolge gesehen und mich dadurch mutiger und selbstbewusster gefühlt habe. Neben einem prima Körpergefühl, stärkeren Knochen, einer besseren Stresstoleranz, einem aufrechteren Gang und einer besseren Durchblutung (welche man mir nach dem Laufen etwa acht Stunden lang super ansieht) und so weiter, ist Sport auch noch gut für die Haut. Ich sach mal: Win-Win. Und aus meiner derzeitigen Erfahrung, ich laufe erst seit zwei oder drei Monaten wieder regelmäßig, kann ich dir sagen: Der erste Schritt ist der schwerste. Wenn du dann die ersten Erfolge feststellst, fühlst du dich, als könntest du alles schaffen. Kleiner Spoiler: Kannst du auch!

5. Lerne, Nein zu sagen und stehe für dich ein

Abgrenzung ist so wichtig und in erster Linie keine Entscheidung gegen etwas oder jemand anderes, sondern eine Entscheidung für dich. Ja zu sagen und Nein zu meinen ist gelebte Nicht-Selbstliebe. Ein ehrliches Nein ist oft ein Ja zu dir.

- **»Nein, das passt gerade nicht.«**
- **»Nein, das möchte ich nicht mehr.«**

- **»Nein, das tut mir nicht gut.«**
- **»Nein, du tust mir nicht gut.«**

Wir alle wollen geliebt und geschätzt werden und ganz sicher hast auch du schon des Öfteren mal Ja gesagt, obwohl du Nein meintest. Es ist ein Prozess, das Neinsagen zu lernen, denn man möchte vor allem auch Menschen, denen man nahe steht, nicht verletzen. Ja zu sagen ist oft der Weg des geringsten Widerstandes und demzufolge so viel einfacher als das Nein. Wir wollen schließlich keine Enttäuschung oder Ablehnung erleben und sie, wenn wir einigermaßen empathisch sind, auch niemandem zumuten. Und trotzdem ist es wichtig, für sich einzustehen. Das Nein ist viel zu negativ behaftet, als dass wir auf Anhieb etwas Positives damit verknüpfen könnten.

Aber ein ehrliches Nein zu Dingen, die du gerade nicht fühlst, ist ein aufrichtiges Ja zu dir.

Wenn du dich mal fragst, warum du (zu) oft Ja sagst, wird die Antwort definitiv nicht »Für mich!« sein. Denn es liegt nahe, dass du durch das eine oder andere Ja überlastet und leer sein könntest, weil du nämlich eigentlich »Nein, tut mir leid, aber dafür habe ich gerade keine Kapazität« meintest. Es ist doch so: Wenn du einen Konflikt vermeidest, einfach um der Harmonie willen, dann fängst du einen Streit mit dir selbst an. Also, wofür?!

Es ist unverzichtbar, dir Grenzen zu setzen. Und wer soll das tun, wenn nicht du? Und dazu gehört eben auch das Neinsagen. Es gehört dazu, dass man andere mal enttäuscht, weil man Entscheidungen für sich und nicht für andere trifft. Weil man sich nicht für andere verantwortlich fühlt, weil man ihnen nicht nach dem Mund redet und es auch mal ausspricht, wenn man verletzt ist oder einem etwas nicht guttut. Ja, es gehört dazu, dass man sich auch mal an die erste Stelle setzt. Niemand kann hellsehen, das vermittle ich schon meinen Kindern. Wenn du etwas möchtest, musst du es sagen. Niemand kann deine Gedanken lesen. »Aber das hätte sie/er doch wissen können!« Nein. In den seltensten Fällen klappt das. Natürlich, der Ton macht die Musik. Aber wenn der stimmt, dann steht einer guten Kommunikation kaum etwas im Weg.

Nimmst du dir genug Zeit und Raum für dich und nutzt dafür dein Nein? Wie wäre es denn mit einem »Nein, heute bin mal nur ich dran«-Tag pro Woche? Einen Tag, in den du dir keinen Arzttermin legst, keine Steuererklärung, kein Einkaufen (es sei denn, das ist genau das, was dich glücklich macht) und vor allem einen Tag, an dem du dir erlaubst, Nein zu sagen. Quasi ein Nö-Day!

Und dann kannst du dir vielleicht eine Checkliste machen, mit Dingen, die sonst zu kurz kommen, weil du zu oft Ja sagst. Mit Dingen, die gerne mal auf der Strecke bleiben, die dich aber glücklich machen und deine Seele nähren. Hier ist mal eine Liste, wie ich sie mag. Nimm sie dir gerne auch vor und hake dabei ab, was du an diesem Tag Wunderbares getan hast:

Dein Nö-Day

- **Handyfreie Zeit.** *Sei heute mal nicht erreichbar. Keine E-Mails, kein Storys ... einfach nur ich im Hier und Jetzt. Ich schaffe das nicht jede Woche, aber mein Körper signalisiert mir, wann es mal wieder an der Zeit ist.*
- **Zeit für Menschen, die du liebst.** *Es ist übrigens wissenschaftlich erwiesen, dass Einzelgänger, die sich isoliert fühlen, ein besonders hohes Risiko für psychische Krankheiten haben. Viel höher als Menschen mit guten sozialen Kontakten.*
- **Zeit für was Kreatives.** *Vielleicht häkelst du gerne und hattest ewig keine Zeit dafür. Oder du hast schon so lange ein Buch liegen, das du gerne lesen möchtest. Schreibe Tagebuch, musiziere, male, schaffe etwas. Es kann wie Meditation sein. Ich schreibe »kann«, weil ich mich zum Beispiel mal am Stricken probiert habe, aber leider Wurstfinger besitze und sich dazu dann auch noch mein Geduldsfaden im Wollgulasch verfangen hatte. Hat dann leider den gegenteiligen Effekt gehabt und ist mit dem einen oder anderen Wutanfall geendet.*
- **Wellness!** *Ob nun wirklich ein Tag in der Sauna oder die abgespeckte Variante mit nem Basenbad und einer Gesichtsmaske zu Hause, das ist dir überlassen. Vielleicht möchtest du dir auch mal wieder die Nägel machen und in Ruhe die Augenbrauen zupfen. Bisschen länger und genüsslich duschen und danach in*

ein frisch bezogenes Bett schlüpfen. So kann man sich wie neugeboren fühlen. Heute ist: Alles kann und nichts muss. Gönn es dir.

- **Dir selbst zuhören und mit dir sprechen.** *Was sind deine Bedürfnisse? Im lauten und schnellen Alltag gehen die ja leider viel zu oft unter. Wir haben verlernt, uns selbst zu lesen und uns überhaupt mal die Zeit dafür zu nehmen. Geh in einen Dialog mit deinem Körper und deiner Seele. Bist du gerade zufrieden? Was magst du nächste Woche vielleicht anders machen?*
- **Einfach mal nichts machen.** *Na, wer hat auch hin und wieder ein schlechtes Gewissen, wenn es überhaupt dazu kommt, mal nichts zu tun? Das ist definitiv einer der Punkte, an denen ich hart arbeite. Ich erwische mich ständig dabei, wie ich mich mit ebendiesem schlechten Gefühl rumplage, wenn ich mal nichts tue, obwohl da noch die Wäsche ist und der Keller, den ich schon lange mal ausmisten wollte. Oder das Buch, an dem ich heute noch gar nicht gearbeitet hab, oder, oder, oder …*

Du hast dir heute viel vorgenommen und nicht alles davon umgesetzt? Oder gar nichts? Völlig in Ordnung! Denk dran: Du bist genug! Dieser Tag gehört dir und deiner Seele und wenn du wolltest, dass er komplett leer ist, dann ist das toll.

Noch mal zum letzten Punkt der Liste. Gerade in der heutigen Zeit, in der alles mal schnell gemacht wird, damit man schnell noch das andere erledigen kann, bevor man schnell das Nächste macht, traut man sich gar nicht mehr, einfach mal nichts zu machen. Dabei ist das so wichtig. Die Pausen sind genauso wichtig wie die Musik, sagte Senta Berger mal sinngemäß.

Pausen und Nichtstun sind nicht nur gut für das Immunsystem und den Blutdruck, sie bringen auch unsere Gehirnhälften wieder in Balance. Nach Ruhepausen sind wir nachweislich leistungsfähiger. Wir haben wieder mehr Elan, Ideen und sind kreativer.[28] Es ist also wichtig, nicht nur heute nichts zu tun, sonders immer und immer wieder freie Zeiten einzubauen. Besonders bei fordernden Tätigkeiten ist es hilfreich, sich vorher eine Pause einzuplanen, um dann richtig produktiv zu sein. Du weißt mal nicht weiter? Nimm ein wenig Abstand, kurz mal raus aus der Situation, und dann sieht die Welt schon wieder ganz anders aus. Wir müssen (ja müssen) uns wirklich die Erlaubnis für das Nichtstun erteilen.

Beste Nachricht des Tages, oder?! Klingt das nicht perfekt? Also, auf die Plätze, fertig, nichts tun!

Nichtstun bedeutet ja übrigens gar nicht, nichts zu tun. Geht ja gar nicht. Wenn du auf der Couch sitzt und Musik hörst, dann ist das ja nicht nichts. Es bedeutet also, mach, was dich in diesem Moment glücklich macht. Rumlümmeln und chillen, spazieren gehen ... Nichtstun ist also einfach nur ein anderes Wort für »Auszeit nehmen«. Und das beinhaltet Dinge, die dir guttun.

6. Verbanne Dinge und Menschen, die dir nicht guttun

Hast du Menschen in deinem Leben, die dir nicht guttun? Umgibst du dich mit Dingen oder Personen, die dir deine Energie stehlen, statt dir welche zu schenken? Wenn ja, warum dürfen diese Menschen oder Dinge einen Platz in deinem Leben haben?

Wir leben in einer Zeit und einer Welt, in der niemand von uns in einer ... nennen wir es mal Situation stecken *muss*, in der er nicht leben möchte. Es gibt immer irgendeinen Weg, etwas zu ändern, und ich lehne mich mal so weit aus dem Fenster und sage: Das bist du dir schuldig. Du musst nicht unglücklich sein.

Ein »Muss« ist etwas von außen Auferlegtes. Schon seit wir auf der Welt sind, »müssen« wir ständig irgendwas. Du musst dich benehmen, du musst zur Schule gehen, du musst was essen, du musst jetzt schlafen, du musst leiser sein, du musst reinpassen in die Gesellschaft. Das macht man so, da musst du dich dran gewöhnen. Macht man nicht mit beim Müssen, gibt´s ne Strafe. Also machen wir es lieber. Das nennt sich übrigens extrinsische Motivation, also von außen kommend. Das Gegenteil davon ist, Überraschung, intrinsisch. Das ist das Handeln nach unseren Bedürfnissen und Werten. Das Wollen. Das ist das Gefühl, wenn wir für etwas brennen.

Laufen mag ich erst, wenn es vorbei ist. Ist wie mit Mathe früher. Hab mit Mathe nach den Prüfungen Schluss gemacht und bin auch nie zurück. Sonst häng ich ja immer an allem. An Mathe nicht. Und so darf man's eben auch mit anderen Dingen tun, die einem nicht guttun. Loslassen. Man darf Altes loslassen, um Neues zu erleben. Oder man muss das sogar. In dem Podcast »Mira und das fliegende Haus«, den ich vor ein paar Tagen mit meinen Kinder hörte, sagt der Kater Kopernikus genau das. Wie sollen neue Sachen in einen

Schrank passen, wenn der noch komplett voll mit alten ist? Also dürfen wir den Schrank einmal aussortieren, damit neue Sachen Platz finden. Recht hat er.

Und in einem anderen Podcasts, dem schon erwähnten von Stefanie Stahl (»Stahl, aber herzlich«), wurde gesagt, dass es Menschen gibt, die wie eine Blume in der Wüste sind. Sie gedeihen und sind stark, trotz aller Widrigkeiten. Ich will nicht sagen, dass ich es besonders schwer hatte, aber ich hatte da so meine Einflüsse und Umstände, die nicht so optimal waren. Aber das kennt wohl jeder.

Mein Vater hat mich (für mein damaliges Verständnis) nicht genug geliebt und hat uns früh verlassen. Meine Mama musste sich also alleine durchkämpfen, wofür ich ihr unendlich dankbar bin, wodurch ich aber natürlich meine emotionalen Bedürfnisse nicht so gestillt bekam, wie ich es vielleicht gerne gehabt hätte. Beides ging einfach nicht. Sie hat sich den Arsch für uns aufgerissen und dazu gehörte natürlich, dass sie sehr viel arbeitete. Und so gerne ich ab und an einfach mal in Selbstmitleid bade und mich da ein bisschen drin suhle, bin ich trotzdem eine positive und starke Frau geworden. Ich hab immer an mich geglaubt und tue das noch.

Ich vertraue auf das Leben und weiß, dass mich alles, was passiert, dorthin bringen wird, wo es richtig für mich ist. Ich vertraue mir und kenne meinen Wert.

Bis jetzt hab ich den Karren immer aus dem Dreck gezogen. Und ich weiß heute, ich bin genau durch diese ganzen Umstände so stark. Sie formten mich. Und sie lehrten mich zu verzeihen. Und dass Loslassen immer eine Entscheidung für mich ist. Zum Beispiel das Loslassen von alten negativen Glaubenssätzen.

Bei einer sehr interessanten Erfahrung, die ich vor ein paar Wochen machen durfte, habe ich auch noch mal den ein oder anderen Aha-Effekt mitgenommen. Ich hatte eine Theta-Healing-Session mit einer ganz lieben Empowerment Mentorin, wie sie sich selbst nennt. Am Ende des Buches empfehle ich sie dir gerne. In dieser Session haben wir uns auf den Weg zu meinen Glaubenssätzen gemacht. Jeder Mensch hat sie – wir hatten ja schon darüber gesprochen. Wir alle haben große oder kleine Traumata, die wir als Kind mit in unser Erwachsenen-Ich genommen haben und die uns blockieren können. In dieser Session sind wir meinen Glaubenssätzen und Schmerzpunkten auf den Grund gegangen und haben sie mit guten Glaubenssätzen überschrieben. Laut einer Umfrage auf meinem Instagram-Kanal hatte oder hat fast jeder den Glaubenssatz »Ich bin nicht genug«. So war es auch bei mir. Heute weiß ich, dass ich genug bin und das genau so, wie ich bin. Ich gebe immer das, was in meiner Macht steht. Ich wünsche mir, dass jeder an diesen Punkt kommt. Und nicht nur in der Theorie.

Was ich in dieser Heilprozedur gelernt und mitgenommen habe, ist, dass es immer einen positiven Nutzen gibt, den wir auch aus schmerzhaften Situationen, Phasen, Vorkommnissen ziehen. Wenn dich jemand fragt: »Welchen positiven Nutzen hast du daraus gezogen, dass dein Vater dich so früh verlassen hat?«, dann ist doch der erste Impuls »Hä? Gar nichts. Was kann daran denn positiv gewesen sein?« Aber wenn du mal ganz tief in dich reinhörst, dann wirst du möglicherweise feststellen, dass dich eben genau dieser Umstand in deinem Leben stark und selbstständig gemacht hat. Und dann kannst du verstehen, verzeihen und loslassen.

Dieses Leben ist ein Geschenk, also betrachte und vor allem lebe es auch so. Ist es der Job, die Partnerschaft, dein Körpergefühl, dein Freundeskreis, deine Familie oder sonst was, was dich unglücklich macht? Ändere es. Trenne dich. Brich aus. Du bist nicht mehr, was du noch vor ein paar Jahren warst, und das ist wunderbar. Entwicklung ist wunderbar. Und natürlich kann es dann passieren, das Umstände nicht mehr passen. Auch in Freundschaften.

Menschen entwickeln sich und manchmal eben in unterschiedliche Richtungen. Es kommt vielleicht die Zeit, in der man nicht mehr die gleichen Vorstellungen und Werte hat, und dann darf man sich das eingestehen, dankbar für die Zeit sein, die man miteinander hatte, und loslassen. Damit man seinen Weg gehen kann und dem Gegenüber die gleiche Chance gibt. Und das ist eben nicht »nur« in Beziehungen so, sondern auch in Freundschaften oder sogar in der Familie. Wir sind alt genug, wir dürfen ein selbstbestimmtes Leben führen und Entscheidungen treffen, die uns guttun. Die wir treffen wollen, weil wir sie so fühlen. Nicht, weil andere diese Dinge von uns erwarten.

Wenn ich merke, ich bin mit irgendwas in meinem Leben unglücklich, dann stelle ich mir genau diese Frage. Sehe ich mich in dieser Situation noch in fünf Jahren. Lautet die Antwort Ja, ist es nur eine Phase und ich kann anpacken und an dem arbeiten, was anscheinend nicht grundsätzlich falsch läuft. Lautet die Antwort Nein, ist es Zeit, Eigenverantwortung zu übernehmen und Dinge zu ändern. Nicht in diesem Zustand zu verharren, denn wir wissen alle: Wenn man nichts ändert, ändert sich auch nichts.

Also, du bist unzufrieden in deinem Job, mit deinem Körpergefühl, mit deiner Ernährung, mit deiner Beziehung, mit einer Freundschaft? Worauf wartest du? Also jetzt mal wirklich: Auf welches Zeichen wartest du, damit du diesbezüglich glücklich wirst?

»Ja, das mach ich mal, wenn …« – »Das kann ich grad nicht machen, weil … dies und das.« Wirklich? Ich würde sagen: Doch, du kannst.

Und du wirst ein Vorbild sein, weil du für dich und dein *glückliches* Leben einstehst. Weil du mutig und stark bist. Alles braucht seine Zeit, aber manchmal sind fünf Jahre schneller rum, als man »Angsthase« aussprechen kann, und aus fünf Jahren werden schnell mal fünfzehn. Und irgendwann drehst du dich um, fragst dich, wo all die Jahre hin sind und, kleiner Spoiler: Diese Jahre bekommst du niemals zurück. Die Jahre, in denen du nicht die beste Version deiner selbst gelebt hast, in denen du nicht mutig genug warst und nicht für dich eingestanden bist, in denen du nicht auf dein Herz gehört hast … die sind dann einfach für immer und unwiderruflich weg. Möchtest du das? Die Antwort auf diese Frage kennen wir wohl alle.

Hast du schon mal etwas nur *für dich* entschieden?

Und nun ist es auch noch wichtig, natürlich nicht nur das zu sehen, was du noch nicht hast oder bist oder umgesetzt hast. Was sind deine Erfolgserlebnisse, was hast du alles schon in deinem Leben geschafft? Selbst die auf den ersten Blick schlimmste oder gemeinste Erfahrung bringt in dir etwas Gutes zum Vorschein. Ich wurde von meinem Vater nie so geliebt, wie ich es mir gewünscht hätte, was ihn aber nicht zu einem schlechteren Mensch macht, denn ich bin mir heute sicher, dass er mich so liebt, wie er es kann und wie es ihm möglich ist. Und es hat mich zu einem stärkeren und selbstständigen Menschen gemacht. Den Blickwinkel zu ändern und mal über den Tellerrand zu gucken kann einiges ändern. Mit Sicherheit wird das ein oder andere, von dem du vielleicht bis heute geglaubt hast, dass es nichts oder sogar schlecht war, ein Erfolg für dich gewesen sein.

Frag dich mal: Was hast du aktiv Erfolgreiches in deinem Leben gemeistert? Worauf guckst du mit Stolz zurück? Schreib dir die Dinge gerne auf und werde dir bewusst, was du in deinem Leben alles schon gerissen hast.

Vielleicht haben wir nicht nur dieses eine Leben. Vielleicht haben wir viele Leben in diesem einen und jedes Kapitel steht für sich. Und vielleicht können wir ein Kapitel lieben und leben und es dann schließen und uns für Neues öffnen. So wachsen wir über uns hinaus. Aus der alten Haut raus und in die neue rein. Und wir nehmen unfassbar viel für uns mit.

Warum wachsen Kinder stetig und ständig, lernen immer dazu, sind mutig und offen und wachsen im wahrsten Sinne des Wortes aus alten Sachen heraus? Und wir? Wir haben das irgendwann verlernt und uns dem Stillstand hingegeben. Wir denken, wir seien »angekommen«.

Aber nein, es sollte weitergehen. Wir sollten immer weiter wachsen, uns von alten Dingen, die sicher mal funktioniert haben, trennen, wenn sie das eben einfach nicht mehr tun. Und glaub mir, ich bin so gar kein Typ, der sich gut und gerne von Dingen aller Art trennen kann.

Wir sollten uns statt einem »Bleib, wie du bist« ein »Du bist toll. Entwickle dich weiterhin und bleibe nie, wie du bist« wünschen.

Ich bin realistisch, in manchen Fällen lässt es sich nicht umgehen, Menschen in seinem Umfeld zu haben, die einem tendenziell Energie abziehen. Kennen wir alle, oder? Sei es auf der Arbeit, in der Familie oder eben auch im Freundeskreis. Es gibt Energielieferanten und Energiesauger. Es gibt die Menschen, die deine Batterien mit ihrer bloßen Anwesenheit wieder füllen. Einfach, weil sie dir guttun. Und dann gibt es die, bei denen man sich nach einem Treffen einfach ausgelaugt fühlt. Vielleicht haben sie negative Vibes oder das Verhältnis zwischen dem Nehmen und dem Geben stimmt nicht. Schau dich doch mal um und guck, wer oder was dir richtig guttut. Und dann geht's ans Ausmisten. Was viel leichter klingt, als es ist. Ich weiß das, ich kann mich nicht mal vom Drahtverschluss einer Brotpackung trennen, weil »man könnte damit ja noch was basteln«. Trotzdem müssen wir da durch, damit wir uns und unser Leben nicht mit unnötigem Ballast vollstopfen.

Es gibt so ein paar Punkte, an denen du vielleicht merken kannst, ob ein Mensch dir guttut oder nicht:

- **Es ist ein Nehmen und Geben. Du wirst also auch gefragt, wie es dir geht. Und hörst nicht nur die Probleme von deinem Gegenüber.**
- **Du wirst nicht verurteilt oder kritisiert.**
- **Dieser Mensch akzeptiert deine Grenzen.**
- **Es herrscht zwischen euch kein Wettbewerb.**
- **Du liebst es, wie du bist, wenn du mit ihr oder ihm zusammen bist.**
- **Dieser Mensch begegnet dir mit Empathie.**

In einer meiner Podcast-Folgen habe ich mit meinem Gast[29] über Begegnungen mit Energiesaugern gesprochen, nach denen man sich richtig kaputt fühlt. Es gibt da einen kleinen Trick, den man anwenden kann, um sich zu schützen.

Der »Goldene Kegel«-Trick

Hierfür stellst du dir vor, dass du vor der Außenwelt und dem Energiesauger durch einen goldenen Lichtkegel geschützt wirst, der nicht zulässt, dass deine Energie geklaut wird. Leichter gesagt als getan, denn viel zu oft passiert es mir, dass ich mich in Dinge reinsteigere, die ich hätte gar nicht so nah an mich ranlassen müssen. Aber probier den Trick. Ich finde ihn sehr hilfreich.

Und oft bleibt nur der Abschied von solchen Menschen. Ja, Loslassen ist nicht einfach, da spreche ich definitiv aus Erfahrung. Weil es bedeutet, einen Teil von uns gehen zu lassen. Und so nehmen wir viel zu oft Menschen, Dinge, Erfahrungen, Charaktereigenschaften, Angewohnheiten, Situationen, Gefühle ... aus der Vergangenheit mit in die Gegenwart und vor allem auch in die Zukunft. Wir halten uns fest an »So bin ich halt«, »Ich schaff das eben nicht« oder »Das mach ich schon immer so«. Der Schlüssel ist Aktion. Die Vergangenheit sollte das sein, was sie eben ist: vergangen. Du möchtest, dass sich etwas verändert? Dann darfst du die nötigen Schritte gehen. Die Menschen oder Dinge, die an dir hängen und mit denen dir jeder Schritt schwer fällt, kannst du oft nicht mitnehmen. Sie haben ihren Weg. Du setzt einen Fuß vor den anderen. Trau dich, für dich einzustehen, fühle und lebe es, geh diesen deinen Weg und werde immer stärker. So wirst du bald nicht nur stolz darauf sein, dass du immer mehr so wirst, wie du immer sein wolltest, du wirst auch eine Hilfe sein für so viele, die den Weg noch vor sich haben.

Loslassen bedeutet, dass du dich aktiv für dich entscheidest. Denn mit der Vergangenheit gut im Hier und Jetzt zu leben ist unmöglich.

Nein, du kannst nicht ändern, was mal passiert ist, aber du hast zu einem guten Teil in der Hand, was heute und morgen passiert. Steh für dich ein und steh zu den Entscheidungen, die du triffst.

Es gehört zur Achtsamkeit, auch alte Muster und Gewohnheiten zu hinterfragen. Warum tue ich etwas »immer«? Weil es mir so beigebracht wurde? Weil »man« es nun mal schon immer so macht? Weil, was sollen denn die anderen denken?

Dazu habe ich mal eine Geschichte gehört, die ich dir kurz erzählen möchte: Eine Frau macht für ihren Besuch einen Braten. Bevor sie ihn in den Ofen schiebt, schneidet sie das Ende des Bratens ab. Ihr Kumpel beobachtet sie dabei und fragt interessiert, warum sie das macht. Sie überlegt eine Weile und antwortet »So hat es mir meine Mutter beigebracht. Genau weiß ich es gar nicht.« Nun ist ihre Neugierde so groß, dass sie gleich ihre Mutter anruft und fragt, wieso sie eigentlich immer das Ende des Bratens abschneidet. Die Mutter überlegt eine Weile und stellt fest, dass sie es nicht genau wisse, denn sie hat es von ihrer Mutter so beigebracht bekommen. Auch sie findet keine plausible Erklärung und ruft wiederum ihre Mutter an. Diese lacht am Telefon und sagt: »Damals hatten wir nur eine ganz kleine Küche, mit einem so kleinen Ofen, das der Braten ganz nie reingepasst hat. Ich musste immer das Ende abschneiden, damit er in den Ofen passt.«

Zur Moral muss ich wahrscheinlich nicht viel sagen, mach ich aber trotzdem, haha. Manchmal sind die Dinge so eingefahren und selbstverständlich, das wir gar nicht auf die Idee kommen, sie zu hinterfragen. Aber (nicht nur) die Geschichte lehrt uns, dass es sich immer lohnt, mal über den Tellerrand zu sehen.

Sei dir also bewusst, was du möchtest. Was du wirklich möchtest. Und erfülle es dir dann. In einem für mich recht großen Prozess des Loslassens hat mir übrigens eine Meditation geholfen. Den Link findest du bei den Empfehlungen am Buchende.

7. Manifestiere

Hier noch ein Punkt, der Berg versetzen kann. Da ist eine ganze Menge möglich -dieses Buch zum Beispiel-, probiere es aus, wenn du es nicht schon längst hast. Also, manifestieren. Was ist das überhaupt und wie geht das? Manifestie-ren ist eigentlich einfach »nur« das Erschaffen von Umständen durch deine Gedanken, Visionen und Vorstellungen. Schon mal was von der selbsterfüllenden Prophezeiung gehört? Du denkst ewig an etwas, machst dir Sorgen deshalb und redest mit anderen drüber und bist pausenlos damit beschäftigt ... und dann passiert es. Das geht aber auch im Positiven. Alles, was du dir wünschst, wirst du bekommen, wenn du es wirklich möchtest. Davon bin ich überzeugt. Du darfst dir deine Träume und Visionen so vorstellen, als wären sie schon da. Visualisiere das Gewünschte, als hättest du es schon. Als wärst du schon das, was du dir immer gewünscht hast zu sein. Du wünschst dir etwas so sehr, dass es wirklich wird. Das Universum regelt das. (Hier bitte gedanklich den Emoji mit der Sonnenbrille einsetzen.) Klingt nicht realistisch oder zu schön, um wahr zu sein? Ha! Weg mit den negativen Gedanken, her mit den positiven. Klar, versprechen kann ich's dir natürlich nicht. Aber du kannst es dir versprechen. In meinem Leben ist es genauso gewesen. Wenn ich mir etwas wirklich stark und präzise gewünscht habe, dann ist es auch so gekommen. Rückblickend wirklich immer. Mal früher, mal später. Das ist das Gesetz der Anziehung.

Und hast du schon mal was von der Theorie des Geistes gehört? Die besagt nämlich, dass unsere Gedanken unsere Realität erschaffen.[30] Da isses wieder. Alles beginnt in unserem Kopf. Wir dürfen schon kontrollieren, was wir denken, denn unsere Gedanken werden unsere Worte, unsere Worte werden unsere Handlungen, diese werden unsere Gewohnheiten und die wiederum formen unseren Charakter.

So sagen es uralte Weisheitstexte. Und da haben wir es dann, unser Schicksal. Wir haben es selbst in der Hand.

Was du denkst, strahlst du aus und so wirst du dann auch wahrgenommen. Und zack, ist es dein Leben. Stopfst du nur Sch***e in dich rein und fühlst dich nur sch***e und grummelst den ganzen Tag nur Sch***e vor dich hin, wirst du irgendwann genau was auch sein? Richtig! (Ich muss damit aufhören, aber hier bitte noch mal den süßen Kackhaufen-Emoji vorstellen.)

Wie krass ist denn der Gedanke, dass alles, was in unserer Welt existiert, vorher ein Gedanke war! Okay, wow, da wird mir ganz düselig. Aber ich lieb's. Vor allem, weil es funktioniert. Probiere es aus. Unsere Gedanken haben eine enorme Kraft. Sowohl in die eine als auch in die andere Richtung.

Da geht es uns vermutlich allen gleich, wenn man mit seinen Gedanken alleine ist, kann sich gerne mal ein Sturm zusammenbrauen. Scham, Angst, Selbstkritik ... die Liste ist lang. Man denkt und denkt und merkt gar nicht, wie man in einer Spirale runtergezogen wird. Das kann man aber kontrollieren.

Erst mal hilft es zu verstehen, dass wir zwar Gedanken haben, wir aber nicht unsere Gedanken sind!

Grenze dich von deinen Gedanken ab. Nimm sie wahr, aber identifiziere dich nicht mit ihnen. Du musst nicht alles glauben, was du denkst. Du hast die Wahl. Und wenn es in deinem Kopf dann doch mal wieder negativ zugeht, gibt's einen Trick. Dr. Jon Kabat-Zinn, der einer der weltweit bekanntesten Achtsamkeitslehrer ist, rät dazu, dass man seine Gedanken objektiv betrachtet. Das hilft, sich nicht von ihnen verschlingen zu lassen. Nach dem Motto »Ach guck, das ist ja interessant, was ein Bild von meinem Ex in mir ausgelöst hat.«

Angst ist übrigens auch so ein Ding. Die findet nur in unserem Kopf statt. Eigentlich gibt es sie real gar nicht. Und es gibt so viele Arten von Angst. Eine Angst, die du wohl genauso gut kennst wie ich, ist die, du zu sein. »Ich bin zu wenig.« – »Ich bin zu viel.« – »Ich bin nicht genug.« Aber was genau soll schlimmstenfalls passieren, wenn wir einfach nur wir selbst sind?

Es sind unsere Gedanken, die uns limitieren und unser Handeln begrenzen. Doch wir haben die Macht über das, was wir denken. Es ist unsere Entscheidung. Jedes Mal, bei jedem Gedanken. Ich habe mal gehört, dass jeder Gedanke ein Angebot ist und du entscheidest, ob du es annehmen möchtest. Letztendlich finde ich ja: Wir müssen eh denken, warum dann nicht gleich positiv? Und wenn wir das lang genug machen, dann manifestieren wir auch lauter tolle Dinge.

Wenn es so einfach wäre ... Oder ist es das sogar? Probiere es aus.

8. Vergib

Nicht nur einmal wurde mir gesagt, dass der Ausbruch meiner Krankheit vermutlich mit der Trennung meiner Eltern zu tun hatte, die sehr tief zu sitzen scheint. Ich selbst habe es, zumindest bewusst, nie so dramatisch gesehen. Als ich etwa drei oder vier Jahre alt war, ging mein Vater zurück in sein Heimatland Schweden und ließ uns allein. So richtig Interesse hat er seitdem nie wieder gezeigt. Zumindest nicht so, wie ich es mir von ihm gewünscht hätte. Aber ich weiß heute, er hat es versucht.

Ich dachte bis zum Schreiben dieses Buches fest, dass ich mit dem ganzen Thema fein bin. Aber sind wir kurz mal ehrlich, wie fein kann man damit sein, nicht genug gewollt zu werden, noch dazu von einem Menschen, der einer der wichtigsten im eigenen Leben sein müsste?! Und so ist es kein Wunder, wenn ganz früh in mir unter anderem ein »Ich bin nicht (gut) genug« entstand, das in den Jahren durch andere Umstände genährt wurde.

Ein Alternativmediziner meinte einmal zu mir, dass es einen Knoten, also so etwas wie eine Blockade, in mir gäbe und wenn der platzt, dann könnten Krankheiten heilen. Ich war zu jung und noch nicht imstande, genug Interesse dafür aufzubringen, tiefer zu graben und es nicht nur als Hokuspokus abzutun. Aber heute weiß ich: Isso. Wir alle haben, wie wir ja nun aus vorhergehenden Kapiteln wissen, diese tief verankerten Glaubenssätze, die wir mit in unser Erwachsenen-Ich genommen haben und die uns unterbewusst blockiert oder sogar krank machen.

Gerade bei Psoriasis kommt eine Menge zusammen und kein kleiner Anteil davon ist die Psyche. Ich würde mal so sagen: Da ist etwas in dir drin sauer und weiß nicht wohin. Und dann sucht es sich ein Ventil, über das es dir diese Wut zeigen kann »Hallo. Hier bin ich!« In Pso-Fällen also die Haut.

Damit es dir besser geht, musst du verstehen und vergeben. Und das in allererster Linie gar nicht unbedingt einem Vater, der einfach ging, oder anderen Menschen, die dir das Gefühl gaben, nicht genug zu sein, sondern dir. Dir selbst. Perfekt gibt es nicht und sich zu lieben bedeutet auch, sich zu versichern, dass man alles in seiner Macht Stehende tut. Immer. Du bist genug. Du bist ein wichtiger Teil des großen Ganzen.

Am Beispiel meines Vaters bin ich mir heute sicher, dass er mich in seiner Weise auf die beste Weise liebt, so wie er eben kann. Uns allen sind bereits schmerzhafte Dinge wie Verlust, Trennung, Zurückweisung, Kränkung und alles Mögliche in diese Richtung passiert. Es ist wichtig, in diesen Situationen nicht hängen zu bleiben. Okay, wir tendieren dazu. Aber wir können das ändern.

Und immer gibt es auch etwas Positives, was dein Wesen aus harten Zeiten lernt. Der Glaubenssatz, nicht wichtig und gut genug zu sein, hat bei mir zum Beispiel bewirkt, dass ich empathischer, selbstständiger, stärker und kreativer geworden bin.

9. Vertraue (dir)

Ich persönlich glaube an Fügung. Ich vertraue in mich und das Universum. Ich vertraue in meinen Körper. Ich weiß, dass alles so kommen wird, wie es kommen soll. Alles zu seiner Zeit. Und vor allem weiß ich: Alles wird gut.

Was gäbe es dazu noch zu sagen?

Das waren die Punkte, die ich dir aus meiner Erfahrung mit auf den Weg geben möchte. Wenn du nur halb so vergesslich bist wie ich, hast du wahrscheinlich bei Punkt zehn schon wieder vergessen, was noch mal Punkt eins war. Und wenn du jetzt nicht gemerkt hast, dass es ja gar keinen Punkt zehn gab, dann bist du ähnlich verpeilt wie ich. Mach dir nichts draus, ich hab schon ein paar Mal gehört, dass das sogar ganz sympathisch sein soll.

Also, hier für den Fall der Fälle noch mal alles auf einen Blick. Guck dir das gerne immer mal wieder an und frage dich, ob du auch wirklich genug auf dich achtest. Das ist nämlich genauso essenziell wie das tägliche Zähneputzen, Wassertrinken und das äußerliche Kümmern um die Haut. Aber setz dich nicht unter Druck. Wir sitzen alle im gleichen Boot.

KÜMMERE DICH GUT UM DICH

Sei achtsam (mit dir)

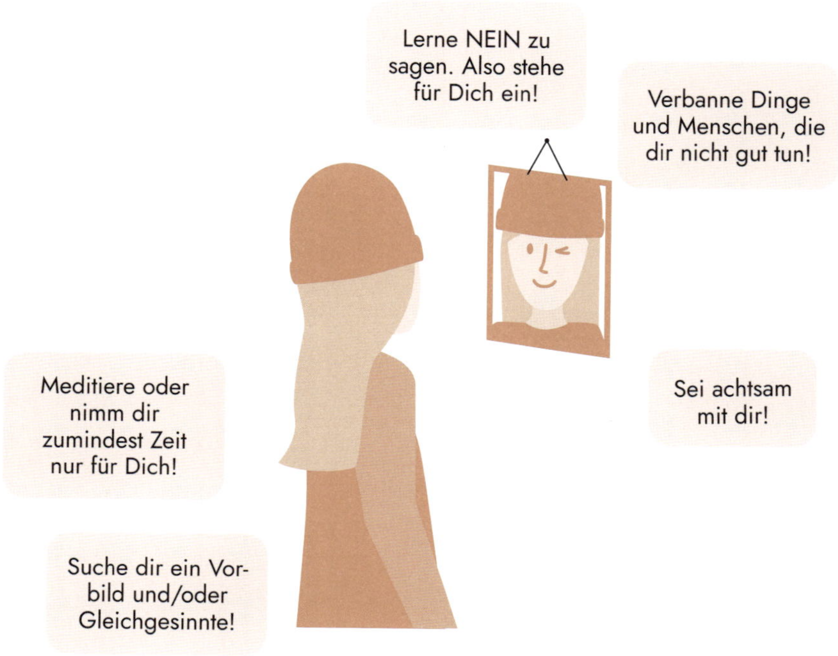

Wenn du also ein paar Dinge verinnerlichst, dann ist das Glück dein Freund. Wenn du verstehst, dass dich nie jeder mögen wird und das auch nicht muss, dass es auch schlechte Tage gibt und geben muss, damit es die guten geben kann, dass es okay oder sogar wichtig ist Nein zu sagen, dass jeder Mensch von der eigenen Wahrnehmung geleitet wird und dass der wichtigste Mensch für dich du selbst bist – das zählt, da bin ich ganz sicher.

Hier kannst du dir jetzt ein Post-it einkleben, nachdem du hier vermutlich zu 90 Prozent nicht mehr nachschauen wirst. Aber zu wissen, dass etwas noch da ist, ist ja manchmal schon genug. Ach guck, apropos »genug« …

DU BIST GENUG.

Aber das nur mal wieder reingestreut.

Vielleicht interessiert es dich, wann ich angefangen habe, mich richtig cool und wichtig und richtig zu finden. Wie ich es geschafft habe, diese Krankheit zu »besiegen«. Wie ich an den Punkt gekommen bin, so offen damit umzugehen und ob es denn diesen einen Tag mit diesem einen Moment gab, in dem es Klick gemacht hat.

Es gab vor gar nicht allzu langer Zeit ein Gespräch mit einer meiner besten Freundinnen, die ich »erst« seit etwa neun Jahren kenne. Sie sagte mir, dass ich in dem Sommer, als wir uns kennenlernten, noch lange Klamotten trug und mich versteckte. Watt?! Ich dachte, ich hör nicht richtig, und konnte das gar nicht richtig glauben. Fühlt es sich für mich doch mittlerweile so an, als wäre es schon ewig völlig selbstverständlich für mich, mich so zu zeigen, wie ich bin.

Und trotzdem erinnere ich mich sehr gut an die Zeit, in der ich in meiner Vorstellung mit dieser Krankheit unmöglich eine Beziehung, geschweige denn eine Familie haben könnte. Als die Psoriasis schlimmer wurde, war mir schon die Vorstellung, irgendwann mal einen Jungen näher an mich heranzulassen, unmöglich. Die Trauer, die das ausgelöst hat, versteht wohl jeder, der schon mal so richtig schlimmen Liebeskummer hatte. Deshalb kann ich Menschen verstehen, die sich hilflos und ohnmächtig fühlen. Ich kann nachempfinden, dass sich jemand nicht gut genug fühlt, gibt es doch so viele scheinbar perfekte Menschen da draußen. Dieser Krankheit ausgeliefert zu sein und dabei zuzusehen, wie man sich selbst isoliert und die Abwärtsspirale einfach kein Ende nimmt ... das alles ist mir nicht fremd.

Manchmal, meistens in der Zeit, in der draußen alles ver- und an mir neu aufblüht, bekomme ich noch mal kurz eine Ahnung von dem, was mich früher geritten hat. Ich nehme die Herausforderung jetzt aber ganz anders wahr und an. Und das nicht, weil ich Vorbilder habe, sondern weil ich mittlerweile eins sein darf. Für so einige, wie mir immer wieder gezeigt und erzählt wird. Und darauf bin ich unfassbar stolz. Kleiner Spoiler: Wenn du dich liebst, wirst du automatisch auch ein Vorbild. Für die Menschen um dich herum. Überleg doch mal, wem du alles helfen könntest, nur damit, dass du verstanden hast, wie toll und wertvoll du bist?! Ist das nicht ganz wunderbar? Das Einzige, was du dafür tun musst, ist, dich anzunehmen und zu lieben. So richtig, von innen heraus. Das kriegen wir doch hin, mh?!

DEIN SELBSTLIEBE-CHECK

- O ausgewogene Ernährung
- O 24h-Social-Media-Detox
- O NEIN sagen, wenn NEIN gemeint ist
- O ein Buch lesen
- O Dankbarkeitsliste zusammenstellen
- O Meditieren
- O gute Musik hören
- O Sport machen
- O Qualitytime mit Lieblingsmenschen
- O ein Familienmitglied besuchen
- O Zeit in der Natur
- O Mini-Verwöhnkur
- O mit einem Haustier kuscheln
- O etwas Neues ausprobieren

So, und nu? Und nun fängst du langsam an, dich selbst zu lieben. Aber wirkt das oder ist das nicht arrogant und eingebildet? Nein. Wir wissen ja schon, dass Narzissmus mit Selbstliebe so überhaupt gar nichts zu tun hat, sondern sogar das genaue Gegenteil ist.

Hierzu würde ich gerne noch mal meine Freundin Svenja zitieren, weil ich glaube, dass sich der eine oder die andere bestimmt in ihren Worten wiederfindet. Sie schrieb einmal:

»Früher gab es so ein Wort, welches ich gehasst habe. EINGEBILDET!

Du bist eingebildet.

Die ist eingebildet und hält sich für etwas Besseres.

Soll ich euch was sagen? Ich war nicht eingebildet. Ich war unsicher.

Zu doll geschminkt, zu viel Schmuck, zu viel Parfüm, zu viel unnütze Klamotten! Ich fühlte mich nicht gut, allein mit mir selbst. Musste mit Dingen von mir ablenken. Und auch bei anderen beobachte ich das.

Affektierte Verhaltensweise überdeckt Unsicherheit. Unsicherheit von sich selbst.

Sie sind nicht eingebildet. Was soll dieses Wort überhaupt bedeuten?

Eingebildet? Sich selber gut finden? Sich mögen? Sich wohlfühlen?

Ist das etwas Schlimmes?

Sich selbst zu lieben und in und bei sich anzukommen ist das Wertvollste und meiner Meinung nach Sinnigste, was wir in unserem Leben erfahren können. In Liebe sein. Mit sich und anderen.

Wer sich liebt, ist frei von Zorn und Eifersucht. Muss sich nicht mehr vergleichen oder sein Gegenüber niedermachen, um sich besser zu fühlen.

Selbstliebe – sich und seine Umwelt genießen. Ich weiß, wovon ich spreche, ich war lange nicht in Selbstliebe und auch heute lerne ich immer noch dazu.«[31]

Selbst.Bewusst.Sein.

Wie wirst du selbstbewusster? Das ist die Frage.

Wie oft standest du wohl schon vor dem Spiegel und hast dir gesagt, wie schön du dich findest? Und wie oft hast du dein Spiegelbild begutachtet und gedacht: »Nee ... Irgendwie gar nicht schön«?

Unser Körper hört uns. Er fühlt es und er glaubt, was wir ihm sagen.

Bei einer Umfrage haben 83 Prozent der Leute angegeben, dass ihre Scham wegen ihrer Selbstwahrnehmung sie an etwas gehindert hat oder dies noch tut. Lediglich 17 Prozent haben gesagt, dass sie sich durch so was von noch nix abhalten ließen.[32]

Zum Glück gibt es ein Mittel gegen Selbstzweifel, Versagensangst und das Gefühl, es nicht zu schaffen. Um es mit Moritz Bauer zu sagen, der auch ein Buch namens *Selbstbewusstsein stärken* schrieb: Das Gegenmittel bei Selbstzweifeln nennt sich Aktion. »Aktion ist deine stärkste Waffe gegen jeden Zweifel und jeden limitierenden Gedanken. Aktion bringt dich raus aus dem Kopf und rein ins Leben.«[33]

Bei mir ist es so – mal was anderes als Psoriasis: Ich weiß, dass ich mein Problem, das ich nicht vor Gruppen sprechen kann (oder besser gesagt mag), in den Griff kriegen könnte, indem ich es einfach immer und immer wieder übe und so über meine Grenzen hinausgehe. Dennoch fällt es mir überaus schwer, den ersten Schritt dazu überhaupt zu gehen. Es ist nicht so, dass ich es nicht möchte. Mein Körper macht allein bei dem Gedanken daran merkwürdige Dinge.

Zu den (selbst auferlegten) Einschränkungen durch meine Haut litt ich auch noch unter Erythrophobie – Angst vorm Erröten. Mein Leben lang tendiere ich schon zum Rotwerden und in manchen Situationen wurde ich allein durch die Angst, ich könnte rot werden, rot. Wut oder Scham sagt dann zum vegetativen Nervensystem: »Ey, eigentlich halb so wild, aber lass mal auf Kampf oder Flucht vorbereiten.« Und das Nervensystem so: »Jo, kann ja nicht schaden. Herz, du pumpst schneller. Muskeln, macht euch bereit, falls ihr gleich losmüsst. Gesicht, du durchblutest dich schön. Soll auch jeder sehen, dass die Situation grad nicht so dein Ding ist.«

Jo, Körper, danke für nicht viel.

Auch wenn es nach wie vor unangenehm ist, gestatte ich mir heute, dass es so ist, und nehme es hin. Was bleibt mir auch anderes übrig? Die Sprüche der witzigen Kollegen »Du brauchst doch nicht gleich rot zu werden«, »Ach süß, guckt mal, jetzt wird sie rot« oder »Ach, da musst du dich doch nicht schämen« tun ihr Übriges.

Vor anderen einen Vortrag, eine Rede oder sonst was zu halten, liegt so weit von meiner Komfortzone entfernt wie Neuseeland von Deutschland. Für alle, die bei Geometrie (haha ... ich meine natürlich Geografie) auch Kreide holen waren: Es gibt keinen Ort, der weiter weg ist von Deutschland. Hab ich aber auch nur aus ner Suchmaschine, also alles ohne Gewähr.

Nun gut. Bis jetzt war ich in meinem Leben wirklich gar nicht so schlecht im Durchschummeln und habe es irgendwie geschafft, ohne große Reden schwingen zu müssen. Mittlerweile möchte ich das aber gerne ändern. Warum ich dir das alles erzähle? Weil diese ganze Unsicherheit bestimmt auch etwas ist, was ihr kennt, aus welchen Gründen auch immer. Ich bin mir sicher, dass die Sache mit der Haut ihren Teil zu meinen Selbstzweifeln beigetragen hat und sich ein paar Überreste hartnäckig an mir festklammern, auch wenn ich weiß, dass ich im Grunde ziemlich okay bin, so wie ich bin. Oder haben sogar die Selbstzweifel ihren Teil zur Haut beigetragen?! Wer weiß.

»Schrecklich, was andere Menschen, egal in welchem Alter man ist, mit Bemerkungen bewirken können. Es tut weh. Danke, Kim, für deine Offenheit. Ich hoffe, es macht die Verletzten stärker und die verletzenden Menschen kleiner!«

NACHRICHT EINER FOLLOWERIN

Dos and Don'ts im Miteinander

Na, auch schon mal zu jemandem gesagt: »Man, siehst du toll aus! Hast abgenommen, ne?«? Ertappt?

Du bist nicht allein. Jap, ich auch. Ich hab mich grad vor ein paar Tagen dabei erwischt und wollte mir am liebsten gegens Schienbein treten. Denn eigentlich heißt so ein vermeintliches Kompliment ja so was wie: »Vorher sahst du schlecht aus, weil mehr auf den Hüften, nö?!«

Dabei weiß ich doch, was unreflektierte Äußerungen anrichten können. Ein Satz wie »Deine Haut sieht aber komisch aus!« oder »Oh, deine Haut ist aber wieder schlimm geworden, ne?« hätte früher alles auslösen können, nur keine Behaglichkeit. Ich zitiere gerne mal das zuckersüße Häschen aus »Bambi«. Ich teile nämlich seine Meinung, als es sagte: »Wenn du nichts Nettes zu sagen hast, dann sag doch einfach gar nichts!«

Ich habe mich mit einigen zu diesem Thema ausgetauscht und so ziemlich jeder macht ständig, auch heute noch, diese Erfahrung von unüberlegten Kommentaren. Ja, wer austeilt, muss auch einstecken können, also fangen wir doch am besten mal bei uns an und teilen weniger aus. Das ungefragte »Die Hose trägt aber auf« der Mutter, »Die Frisur vorher stand dir besser« des Kollegen, »Was hast du denn da an?« der Freundin, ist fehl am Platz. Als Ratschlag getarnte Kritik. Machen wir es anderen vor und sparen wir uns diese Kommentare. Du und ich haben vermutlich unbewusst auch schon einige davon verteilt. Ich bin ja so ein klassischer Fall von Wasser predigen und Wodka saufen. Aber ich bin absolut gewillt, Besserung zu geloben.

Es ist ja auch gar nicht wichtig, den besten Weg zu gehen und alles richtig zu machen. Das Wichtigste ist, du gehst Schritte in die richtige Richtung. In deinem Tempo. Und wenn du eben auch mal zurückgehst, dann nur, um Anlauf zu holen.

Also fangen wir an. Vielleicht nicht nur damit, es nicht mehr zu sagen, wenn uns etwas an jemandem nicht so gefällt. Vielleicht sagen wir auch einfach mal, wenn uns etwas Schönes an jemandem auffällt. Ich finde ja, man bricht sich keinen ab und genau wie es im Negativen ist, dass Worte bleiben, während der, der sie sagte, schon längst weitergezogen ist, gilt dies doch auch für Positives. Gehirntechnisch bedingt bleibt das Positive ja leider viel weniger gut und lange hängen als das Negative, aber wenn wir dranbleiben, können wir da sicher noch was rausholen. Werden wir!

Eine Sache würde ich so manchen Leuten gerne raten – du auch? Dass sie statt einem »Also das mit deiner Haut ist nun wirklich nicht so schlimm. Mich an deiner Stelle würde das überhaupt nicht stören« lieber mal ein »Es tut mir leid, wenn das schwer für dich ist. Ich bin gerne für dich da« äußern. Denn Fakt ist, niemand ist an meiner Stelle. Und wenn sich diese »Ach, das würde mich nicht stören«-Leute irgendwann schon mal für ihre Orangenhaut, einen Pickel am Kinn, die Bauchfalten oder irgendeinen anderen angeblichen Makel geschämt haben, dann könnten sie sich ihren Ratschlag ja eigentlich gleich auf ein Zettelchen schreiben, es miniklein zusammenfalten und an einen Ort schieben, der kein Sonnenlicht sieht. Kleiner Spaß. Das hat mich wirklich schon oft aufgeregt! Mittlerweile bin ich gelassener und nehme es so wahr, wie es in den meisten Fällen wohl auch gemeint ist: nett.

Dennoch möchte ich ein Bewusstsein dafür schaffen, dass solche »netten« Floskeln dem Gegenüber das Gefühl geben, in seinem Schmerz nicht ernst genommen zu werden. Dann bleibt das Gefühl, dass es nicht okay ist, sich wegen der Pso traurig, beschämt oder was auch immer zu fühlen. Aber das ist es!

Sogar mehr als das. Alles darf und muss gefühlt werden. Nichts und niemand darf uns unsere Gefühle abschreiben, auch nicht, wenn es »anderen doch viel schlechter geht. Die haben eine Krankheit, die sogar tödlich ist.«

Schmerz ist nicht messbar.

Und genau so wenig. wie du dir jemals deinen Schmerz abschreiben lassen darfst, darfst du ihn dir zuschreiben lassen. Gilt also genauso auch andersrum. »Meins ist ja wohl viel schlimmer als deins!« ist genauso daneben wie »Oh Gott, das würde ich ja so schlimm finden!«.

Erst vor ein paar Tagen habe ich ein Bild geteilt, auf dem man meine gepunktete Haut gut sehen kann. Daraufhin bekam ich eine Nachricht: »Psoriasis an den Nägeln und auf der Kopfhaut zu haben ist ja wohl viel schlimmer als die paar hübschen Punkte, die du da hast. Bei dir sieht das ja auch wenigstens noch gut aus.« Wer entscheidet, was schlimmer ist? Ein Mensch, der noch nie auch nur einen Meter in meinen Schuhen gegangen ist? Nur weil ich nach dem vielen Leid und dem langen Weg endlich zu mir stehen kann und sehr gut mit der Pso lebe, ist diese Krankheit bei mir weniger schlimm? Ja, heute leide ich bei Weitem nicht mehr so, wie ich es in früheren Jahren getan hab. Weil ich mich dafür entschieden habe. Und das kann jede und jeder. Denn ob du glücklich bist, entscheidest ganz allein du! In dir drin. Da kann dir niemand anderes helfen. Da brauchst du nicht im Außen suchen und auf ein Wunder warten. Da geht es nicht um einen Partner, einen Job, Geld, materielle Dinge, deine Haut, dein Außen. Es geht um dich und deine Entscheidung, glücklich zu sein.

Ich lese aus der Nachricht keineswegs raus, dass der Verfasser mich verletzen oder meine Krankheit bewusst herunterspielen wollte. Ich lese daraus, dass der Verfasser sich offenbar noch nicht bewusst dafür entschieden hat, sich selbst zu 100 Prozent zu akzeptieren und vor allem zu lieben.

Was ich noch mal betonen möchte: Schmerz ist nicht messbar. Es ist immer leicht zu sagen: »Das ist jetzt aber Jammern auf hohem Niveau. Die Tante vom Neffen der Nachbarin von dem Kassierer aus'm Konsum deines Schwagers hat Krebs, das ist viel schlimmer. Guck doch mal, wie gut 's dir noch geht.« Du darfst fühlen, was du fühlst. Gefühle sind ja nun mal zum Fühlen da. Jeder hat sein Päckchen zu tragen und kein Außenstehender hat das Recht zu beurteilen, wie du es (er-)trägst.

Es ist völlig okay, wenn eine Sache, die für andere Menschen einfach ist, für dich eine Herausforderung darstellt und du Angst oder Scham oder Schmerz fühlst. Oder was man eben sonst noch alles fühlen kann. Nicht okay ist es allerdings, finde ich, dich dem zu ergeben und darin zu verharren. Denn das musst du nicht. Du hast was Besseres verdient!

Ich finde es so wichtig, dass wir das kapieren: Gefühle sind nicht weg, nur weil du sie nicht fühlst oder nicht fühlen willst. Sie sind da und werden sich irgendwie, irgendwo zeigen. Nur leider dann nicht kontrolliert. Sie brechen dann aus dir heraus, vielleicht als Wutanfall, vielleicht zeigen sie sich als entzündete Stellen auf der Haut, vielleicht auch ganz anders. Wenn du deinen Gefühlen erlaubst, das zu sein, was sie eben sind und wofür sie da sind, nämlich zum Fühlen, dann kannst du sie gesund (aus-)leben.

So, hier sind noch ein paar Don'ts, von denen manche vielleicht gar nicht wissen, dass es welche sind. Am besten spielen wir mal Bullshit-Bingo damit.

BULLSHIT BINGO

Don'ts, von denen manche nicht wissen, dass es welche sind

Vielleicht musst du dich einfach mal eincremen.	Warst du schon mal beim Arzt damit?	Ist das ansteckend?
Cool, dass du dich gar nicht dafür schämst.	Krass, wie mutig du damit umgehst.	Ohhh, deine Haut ist auch wieder schlimm geworden, oder?!
So schlimm ist das nun auch nicht.	Hast du schon mal das und das probiert?	Kleiner Tipp, dann geht's bestimmt …

»Dankbarkeit zu verspüren, diese aber nicht mitzuteilen, ist wie ein Geschenk, das man verpackt und dann nicht verschenkt!« Der Satz ist von William Arthur Ward. Und recht hat er, finde ich. Die Aussage lässt sich auch ganz einfach auf Komplimente ummünzen. Und die sollten wir uns viel öfter machen. »Dein Lächeln ist schön!« – »Du bist wirklich aufmerksam.« Dauert für uns ne Sekunde – und hallt bei dem oder der anderen lange nach. Hach, wie schön die Welt wäre, oder?!

Die Mut-Liste

Ich behaupte einfach mal, wer immer wieder Selbstzweifel und/oder Schübe hat – Krankheitsausbrüche –, der braucht doppelt so viele Mutausbrüche. Einer reicht nicht. Ist ein bisschen wie mit Erlebnissen. Beim Thema Geld braucht es zum Beispiel oft nur zwei positive Erlebnisse, um ein schlechtes wieder aufzuwiegen. Bei unseren Emotionen brauchen wir in der Regel aber schon vier positive Erlebnisse, um ein negatives wieder wettzumachen.

Ich verdopple also grad mal und sage: Pro Schub von Selbstzweifeln braucht es vier Mutausbrüche, damit unser Hirn sich erinnert, was wir können und was wir sind. Manchmal, ich würde sogar sagen sehr oft, ist uns ja gar nicht bewusst, wie viel wir schon geleistet haben. Was unser Körper alles geleistet hat.

Ich saß letzte Woche in einem großen Schwimmbad und habe mir bewusst die Menschen dort angeschaut. Nicht falsch verstehen: nicht gestalkt, nur geschaut. Haha! Ich war geflasht von der ganzen Vielfalt, die sich vor mir aufgetan hat. Und auch wenn ich mich in manchen Phasen nicht sonderlich wohl mit meinem Körper fühle, und damit meine ich gerade gar nicht meine Haut, wurde ich da von einer Wärme und von Stolz durchströmt. Diese Vielfalt und wie schön jeder Körper auf seine eigene Art ist. Und meiner eben auch. Als ich so schaute, dachte ich, was wohl jeder dieser Menschen für ein Päckchen zu tragen hat, welchen Kampf er kämpft? Was ist es, womit sich die Einzelnen nicht so wohlfühlen? Und wie schade ist es doch, dass uns das alle so viel Energie kostet, dass wir anders sein wollen, als wir nun mal sind.

Dann habe ich an meinen Körper gedacht. Ja, wenn ich das Haar in der Suppe suchen würde, dann würde ich es finden. Mehrere. Und ich bin im Suchen schon immer gut. Eins der Haare wären zum Beispiel zu kleine Brüste (gewesen), das andere wäre zu viel Hintern, noch eins wäre »Oberschenkel sind auch nicht mehr das, was sie mal waren«, Finger zu dick, büddn Doppelkinn, zu dünne Haare, zu viel Überbiss ... bla bla bla. Aber was, wenn ich einfach mal meine langen Wimpern, meine schönen Augen und meinen Mund sehe? Was, wenn ich meinem Körper unendlich dankbar bin, weil er mich trägt, mich heilt, zwei wunderbaren Menschen das Leben geschenkt hat. Ich bin so faul und trotzdem haben mich meine Beine schon so viele Kilometer weit bewegt. Mal geschleppt, mal sind wir gerannt. Meine Brüste haben insgesamt etwa drei Jahre lang zwei Menschlein satt und gesund gemacht. Meine Arme haben sie mehrere Jahre lang getragen und viele liebevolle Umarmungen verteilt, bei Umzügen geholfen, Wände gemalert und Kunst erschaffen. Gebastelt, gestreichelt, musiziert (nicht sonderlich gut, aber darum geht's hier wohl eher nicht). Mit meinen Händen und Fingern schreibe ich gerade dieses Buch. Ich habe mir schon unzählige Male irgendwas gebrochen, mein Körper hat sich schon so oft von ganz alleine geheilt und mich geschützt. Er lässt mich fühlen, erschaffen, tanzen, leben, lieben. Er meint es wirklich, wirklich so gut mit mir. Warum also war ich so lange so böse auf ihn?! Er tut mir gut und endlich tue ich ihm Gutes zurück. Ich sehe und schätze ihn und bin sehr dankbar.

Ich fände es schön und wichtig und richtig, wenn sich jeder mit sich so wohlfühlen würde. Nicht immer. Aber eben immer öfter. Wir alle verkrümeln uns ab und an mal in unser Schneckenhaus und fühlen uns unwohl. Wie wäre es für diese Phasen mit einer Mut-Liste, bei der du dir Etappen-Mut-Ziele setzen kannst und Punkte bekommst? Du schreibst dir Ziele auf – und wann immer du ein Ziel erreicht hast, machst du ein Häkchen, bist stolz auf dich und gibst dir einen Punkt.

Diese Ziele sind komplett individuell, schließlich sind unsere Grenzen und die Dinge, die uns nicht leicht fallen, alle subjektiv. Was ist es, was dir im Moment unüberwindbar erscheint? Bei mir war es zum Beispiel, mit kurzer Kleidung herumzulaufen. Sogar zu Hause war das nicht wirklich ein Thema für mich, ich habe mich einfach unwohl gefühlt. In meinen eigenen vier Wänden eine kurze Hose zu tragen, bedeutete für mich, meine Komfortzone zu verlassen. Wie sollte es auch anders sein, hab ich mich einfach im Laufe der Zeit daran gewöhnt, dass wenig meiner Haut mit »der Freiheit« in Kontakt kam. Freiheit. Ein Wort, das mir noch vor ein paar Jahren so fremd war und das ich einfach nicht fühlen konnte.

Selbst heute gibt es an manchen Tagen, in manchen Kleidungsstücken noch ab und an dieses unbehagliche Gefühl. Aber statt mich wieder in mein Schneckenhaus zurückzuziehen, mache ich mir meine imaginäre Liste. Auf meiner Liste wird demzufolge stehen, dass ich im Sommer weniger lange Hosen und Röcke trage, weil ich mich in kurzen Sachen wohlfühlen möchte. Ich formuliere das ganz spezifisch, dass nicht viel Raum für verfälschende Interpretationen oder Vergessenslücken entstehen. Also statt »Ich werde mehr kurze Sachen tragen« kommt auf meine Mut-Liste: »Am Montag mit einem T-Shirt rausgehen!«

Aber auch ich habe zum Sommer hin klein angefangen. Bin ja nicht die Schnellste und das sollte sich auch in diesem Thema nicht ändern. Und das muss es zum Glück auch gar nicht. Jeder bestimmt das eigene Tempo. Alles kann, nichts muss.

Heute mal ein Shirt, aber noch eine Backup-Jacke mit. Dann nächste Woche mit einem Rock einen kurzen Weg. Oder nur den Müll rausbringen. Oder nur im heimischen Garten ein Kleid, das weder ganz lang noch ganz kurz ist … und so weiter. Mit der Zeit fühlt es sich richtig richtig an. Und dann bist du genau das, was du verdient hast. Frei!

Also, erstell dir doch gleich mal eine Liste mit Dingen, die du gerne bald schaffen möchtest, auch wenn sie dir aktuell noch sehr schwerfallen. Ich setzte mich auch gleich mal ran, denn was ich noch gar nicht kann, ist, vor mehreren Menschen zu sprechen und mich dabei wohlzufühlen. Kennen wahrscheinlich viele, nur nicht alle davon haben schlaflose Nächte und einen Puls von zweihundert. Trotzdem reizt es mich, das zu ändern. Vielleicht ist es nun wirklich an der Zeit, sich diesem Thema zu stellen.

Die Mut-Liste

Hier mal ein Beispiel, wie so eine Liste aussehen könnte:

- **Ohne Make-up zu Hause**
- **Ohne Make-up nach draußen**
- **Mit kurzem Shirt zu Hause**
- **Mit kurzem Shirt nach draußen**
- **In ein Schwimmbad mit Bademantel/Handtuch/Kimono als »Zuschauer*in«**
- **In ein Schwimmbad mit Badehose, Badeanzug, Bikini**
- **Vor mehreren Leuten sprechen**

Das Gefühl, wenn man seine Komfortzone erfolgreich verlassen hat, ist kaum durch ein anderes zu ersetzen. So klasse!

Kenne deine Grenzen, nimm dir den Druck. Alles kann und nichts muss. Aber du liest gerade dieses Buch, weil du Mut hast – und wenn du das nicht spürst, dann muss er wohl nur mal kurz geweckt werden.

AUFWACHEN! Und los.

Wo wir gerade bei Mut sind: Ich hätte jetzt am liebsten, dass du folgende Sätze laut sagst. Außer du sitzt grad in ner Vorlesung oder ner Bibliothek. Obwohl, was soll der Geiz? Du kriegst einen Euro, wenn du es trotzdem machst. (An dieser Stelle brauche ich selbstverständlich ein Beweisvideo von dir, sonst werde ich wohl arm … haha.)

Okay, und los:

»Ich bin genug!«

»Ich bin wichtig!«

»Ich bin richtig und genau so, wie ich bin, perfekt!«

»Ich verdiene Liebe und all das Gute!«

Lies es noch mal. Lauter!

Und glaub es dir!

Und jetzt habe ich noch eine ganz tolle Aufgabe für dich. Ich bin bei meiner Recherche auf ein Video gestoßen, das für Tränen in meinen Augen gesorgt hat. Ja gut, ich weine sogar, wenn sich Jo Gerner bei »Gute Zeiten, schlechte Zeiten« in den Finger schneidet, aber hör erst mal weiter zu. Vielleicht berührt es dich auch.

Dieses Video heißt »Alles Liebe, Dein Ich«.[34] Und das ist jetzt deine Aufgabe. Nimm dir ein wenig Zeit und schreibe einen Liebesbrief an dich selbst! Ein leeres Blatt akzeptiere ich nicht.

Probiere es aus. Lass dich einfach drauf ein.

Wir sind bunt. Du bist bunt. Und wunderbar. Verlieb dich (neu): in dich!

Immer noch nicht überzeugt von dir?

Dann brauchst du jetzt die Liste der harten Fakten. Hierzu habe ich bei @sol.and.pepper eine tolle Liste entdeckt, die du sehen und vor allem ausfüllen solltest. Und weil diese Liste nicht nur dir guttun wird, mach ich sie gleich mit. Es geht dieses Mal wirklich nur um unser Äußeres.

Stift in die Hand und los:

Blättere um

→

ICH LIEB´S

an mir!

Dieses Körperteil macht mich einzigartig:	Auf dieses Körperteil bin ich stolz:	Dieses Körperteil finde ich schön:
Für dieses Körperteil bin ich dankbar:	Dieses Körperteil zeige ich gerne:	Für dieses Körperteil bekomme ich Komplimente:
Dieses Körperteil habe ich am liebsten:	Dieses Körperteil würde ich mit niemandem tauschen wollen:	Dieses Körperteil macht mich sexy:

Nicht so einfach, oder doch? Ich hab ja gesagt, dass ich die Liste auch gleich ausfülle, und das habe ich. An manchen Punkten hatte ich echt zu tun und ich weiß, es gab Zeiten, da hätte ich einige Felder frei gelassen. Aber wir wollen ja raus aus alten Mustern. Also hier meine Liste. Mittlerweile finde ich viel mehr Dinge schön als nicht schön. Es hilft mir auch, mir vor Augen zu führen, warum ich für ein gewisses Körperteil (zum Beispiel meine Beine) dankbar bin, obwohl ich es nicht sonderlich schön finde. Übrigens, ich mag Füße überhaupt nicht und sie haben es trotzdem auf meine Liste geschafft. Füße sind echt hässlich, aber meine entsprechen halt dem Ideal. Hahahaha.

ICH LIEB´S

an mir!

Dieses Körperteil macht mich einzigartig: *Meine Haut*	Auf dieses Körperteil bin ich stolz: *Meine Füße*	Dieses Körperteil finde ich schön: *Mein Gesicht*
Für dieses Körperteil bin ich dankbar: *Mein Herz*	Dieses Körperteil zeige ich gerne: *Meine Arme*	Für dieses Körperteil bekomme ich Komplimente: *Meinen Po*
Dieses Körperteil habe ich am liebsten: *Meine Haut + meine Brüste*	Dieses Körperteil würde ich mit niemandem tauschen wollen: *Meinen Mund*	Dieses Körperteil macht mich sexy: *Mein Po*

Oft gestellte Fragen ...

... auf die ich dir gerne meine Antworten gebe. Wohlgemerkt meine. Ich kann leider niemandem irgendwas versprechen, aber du bist ja ein kluger Kopf. Davon geh ich einfach mal aus, schließlich liest du offensichtlich Bücher.

Manches hier hatte ich schon mal angesprochen. Aber da es immer wieder diese typischen Fragen dazu gibt, hier noch mal alles auf einen Blick. So kannst du auch schauen, wie du selbst antwortest. Das sorgt für mehr Bewusstheit – und bereitet dich auf die nächsten Neugierigen vor. Kommen wir also zu der am meisten gestellten Frage:

»Wie bekommst du deine Krankheit in den Griff?«

Um ehrlich zu sein, konstant gar nicht. Aber darum geht es mir auch gar nicht (mehr). Tatsächlich strebe ich keine komplette Beschwerdefreiheit an, weil ich genau so glücklich bin, wie ich bin. Mit Flecken, ohne Flecken. Alles cool, nur wehtun soll es nicht und das ist zum Glück schon Jahre nicht mehr schlimm vorgekommen.

Es geht nicht um »beschwerdefrei um jeden Preis«. Sondern vielmehr darum, dem Körper zuzuhören, ihn lesen zu lernen und ihm zu geben, was er braucht. Meiner braucht, dass ich ihn schätze, ihm gut zurede, ihn liebe. Mich liebe.

Seit mein Kopf sagt »Ich bin cool mit mir«, hab ich die Psoriasis nie wieder so schlimm gehabt wie noch vor einigen Jahren, als ich es vertuscht, mich gehasst und geschämt habe. Damals musste ich, wie schon erwähnt, sogar auch mehrmals in die Klinik. Es stimmt wohl: Du kannst keinen Körper heilen, den du nicht liebst.

»Seit wann hast du eigentlich Psoriasis?«
Gute Frage. Meine Erinnerung reicht nicht so weit zurück, vermutlich weil es für mich im anfänglichen Stadium nicht der Rede wert war oder ich einfach unvoreingenommen war und es somit für mich nichts Außergewöhnliches war. (Wann haben wir das eigentlich verlernt?!) Oder weil ich gleich angefangen habe, es zu verdrängen. Ich lasse es dich wissen, wenn ich mal eine genaue Antwort darauf habe. Also vertraue ich erst mal den Aussagen der Menschen in meinem Umfeld. Aber Obacht, wir erinnern uns an das false memory syndrom ...

Ausgebrochen ist meine Psoriasis wohl, als ich vier Jahre alt war. Die Psychologen, die mir auf Kur für viel zu kurze Zeit zugeteilt wurden, meinten, dass der ausschlaggebende Punkt vermutlich die Trennung meiner Eltern war. Absolut möglich, aber da mein Papa Schwede ist und immer mal weg und wieder da war, habe ich das nicht so recht mitbekommen. Bewusst hat es also mit mir nichts gemacht, als er dann nur noch weg war und höchstens einmal im Jahr wiederkam. Wenn überhaupt. Je älter ich wurde, desto seltener wurden die Besuche. Aber ich habe meinen Frieden damit geschlossen, denk ich. Und das wird auch ein Punkt sein, der mich innerlich und äußerlich so gesund macht.

Denn innen ist der Ursprung allen Übels. Unterbewusst wird die ganze Trennung ganz sicher etwas gemacht haben und auch noch machen, aber ich bin dran.

Dass die Psyche mit der Krankheit zu tun hat, ist ja schon lange bewiesen. Daher fangen wir am besten auch da an, wo die Wurzel sitzt. Mit Cremes und allerlei anderer Medikation bekämpfen wir die Symptome. Mal mehr, mal weniger erfolgreich. Was ich heute absolut empfehle, ist, zumindest zusätzlich die Wurzel zu finden und zu heilen.

»Rasierst du dich? Und wenn ja, wie?«

Sehr wichtiges Thema. Weil das Wohlfühlen oft ein sehr, sehr großes Manko dieser Krankheit ist, sollte man alles versuchen, um das Bestmögliche für sich hinzubekommen.

Dass Rasieren bei mir nicht den Erfolg bringt, den man sich wünscht, habe ich schon ziemlich früh gemerkt und so habe ich mich jahrelang an den Beinen nie rasiert. Ich habe mich lange nicht nur für meine Hautkrankheit, sondern auch gleich noch (überflüssigerweise) für meine Beinhaare geschämt. Nicht selten gab es nen blöden Spruch, wenn die Hose doch mal nur bis kurz über den Knöchel ging. Habe ich mich aber rasiert, habe ich mir komplett die Beine aufgerissen und die Blutung nur mit viel Geduld stoppen können. Ist übrigens doppelt sinnfrei, weil Verletzungen ja Schübe triggern und der *struggle* dann wieder *real* ist. Ich habe mich also über die Jahre damit abgefunden und mir ein dickes Fell zugelegt. Sowohl an den Beinen als auch im übertragenen Sinn. Muss man halt drüberstehen. Und warum auch nicht? So sehe ich nun mal aus. Ich verstehe aber jede und jeden, der oder die sich mit »glatter« Haut (sofern das bei Psoriatiker*innen überhaupt geht) wohlerfühlt.

Erst vor ein paar Jahren habe ich meine Lösung gefunden. Epilieren. Das erste Mal hat gar nicht so viel Spaß gemacht, aber jetzt mag ich das Gefühl sogar und komme super damit klar. Keine offenen Stellen und auch keine Beinhaare mehr. Außer im Winter. Ich bin ja eh eine Frostbeule, da tut mir ein dickes Fell ganz gut …

»Was ist, wenn du die Krankheit deinen Kindern vererbt hast?«

Das werde ich wirklich oft gefragt und ich weiß gar nicht so recht, welche Antwort auf diese Frage erwartet wird. Nichts ist dann! Für meine Kinder ist meine Haut mit diesen Flecken ganz genau so schön und vor allem normal wie Haut ohne »Glitzer«. Also wünsche ich mir für sie, dass sie es auch genauso annehmen können, falls es irgendwann bei ihnen ausbrechen sollte. Ich möchte, dass sie immer wissen, was für wunderbare Wesen sie sind. Ja, das sagt jedes Elternteil über seine Kinder, aber meine sind zwei wirklich besonders tolle Exemplare. Meistens.

»Was tun bei Schuppenflechte auf dem Kopf?«

Oft gefragt, weil weit verbreitet und nun mal der Bereich, der sich am wenigsten gut verstecken lässt. Ich habe es in Zeiten »der Blüte« stark auf dem Kopf, aber es gibt mittlerweile wenig, was mir egaler ist. Trotzdem verstehe ich dich, wenn du dich unwohl fühlst, wenn der schwarze Pulli voller Schuppen ist, nur weil du dir mal eine Strähne aus dem Gesicht streichst. Bei den meisten, wie auch bei mir, kommt noch dazu, dass sich die schuppigen Stellen auch gerne mal am ganzen Haaransatz und an den Ohren in den Vordergrund drängen. Ich hatte früher eine Art Öl für den Kopf (vom Hautarzt), das mir zwar hilft, aber die fettigen Haare, die ich davon bekam, störten mich tatsächlich mehr. Ich mache ab und an eine Basenkur auf dem Kopf und den Haaransatz pflege ich mit einem Schaum (auch vom Hautarzt, frag bei deinem mal nach). Außerdem gibt es Meersalzshampoos und von der Kasse habe ich einen UV-Kamm bekommen, der an »dunklen« Tagen super hilft.

»Hat dich die Psoriasis schon mal von etwas abgehalten?«

Ich muss sagen, dass sie mich in meinem Leben generell sehr geprägt und eingenommen hat. Schon bei der Wahl der Kleidung ging es oft los, dann das Wohlbefinden, die Ehrlichkeit ... All das litt unter dieser Krankheit. Weil ich es zugelassen habe. Ich dachte jahrelang, ich werde nie einen Partner haben können. Wie auch? Niemand würde bleiben, wenn ich überhaupt den Mut hätte, jemandem mein Interesse zu offenbaren. Also ist die Antwort ein klares Ja. Die Krankheit hat mich von einer ganzen Menge abgehalten. Sie hat mich davon abgehalten zu tragen, was ich möchte, in die Schwimmhalle zu gehen, entspannt mit der Clique am Meer abzuhängen. Sie hat mich echt ekelhafte Dinge sagen lassen – wie in Notwehr. Ja gut, nun ist es ein Leichtes, der Krankheit die Schuld zu geben und sich dahinter zu verstecken. Ich bin mir sicher, ich hab öfter mal uncoole Dinge gesagt oder getan, um von mir abzulenken. Weil ich einfach zu unsicher und getroffen war von dem, was andere über mich sagten, um vielleicht wiederum von sich selbst abzulenken.

Letzten Endes hatte ich das Glück, einen Jungen kennenzulernen, dem das mit meiner Haut ziemlich egal war. Meine erste Liebe. Der hat mich, zumindest diesbezüglich, geliebt, wie ich war. Ich war damals vierzehn und hatte noch einen laaangen Weg vor mir, aber da wusste ich das erste Mal: Vielleicht geht es ja doch. Bis ich das wirklich für mich verinnerlicht habe, hat es übrigens noch (Moment, muss kurz rechnen und dafür brauche ich meine Finger. Zahlen ... bäh) sechzehn (!) Jahre, einige Lieben, viele Tiefs, ein paar kleine und ein Riesenhoch gedauert.

Ich habe also noch die Kurve bekommen und verzichte seit ein paar Jahren auf so ziemlich nichts. Keine Einschränkungen. Alles, worauf ich Lust habe, trage und unternehme ich. Wenn ich andere mit Psoriasis befrage, merke ich immer wieder, was meine heutige Einstellung für einen Wert hat. Fast alle sagen, dass sie durch die Krankheit keine Kinder bekommen wollen, keine kurzen Sachen tragen, sich keine Tattoos stechen lassen, auf gewisse Freiheiten verzichten und sich schlichtweg isolieren, aus Scham. Und wegen bestimmter Glaubenssätze, die sich irgendwann mal festgesetzt haben. Es sind wieder diese »Ich bin nicht genug ... Ich hab es nicht verdient ... Keiner liebt mich«-Sätze. Und wieder dieser Teufelskreis.

Um Stigmatisierung und Ausgrenzung zu vermeiden, hilft nur »die Flucht nach vorn«. Wenn wir selbst nicht mal denken und zeigen, dass wir völlig perfekt, normal und gut so sind, wie wir sind, wie sollen es dann Außenstehende tun?

Wenn wir, die Betroffenen, nach außen wirken, als stimme etwas nicht mit uns, dann werden andere das auch so sehen! Ganz klar. Das gilt auch für Menschen ohne ersichtlichen Makel. Wenn wir davon ausgehen, dass andere uns so wahrnehmen, wie wir uns wahrnehmen, dann führen wir auch herbei, was wir erwarten. Heißt schlichtweg: Findest du dich kacke, wirst du auch denken, dass andere dich kacke finden, und das wiederum lädt andere ein, dich kacke zu finden. Machen wir einfach nicht mehr, okay? Danke.

»Wie ist es bei dir mit Psoriasis und den Tattoos?«

Wäre es nach meiner Mama gegangen, hätte ich jetzt ein chinesisches Schriftzeichen auf dem Schulterblatt, das ich mir mit vierzehn Jahren hätte stechen lassen. Und auch wenn dieser Style wieder im Kommen ist, bin ich doch froh und dankbar, dass ich anscheinend schon mit vierzehn mehr wusste, was ich will, als in einigen späteren Lebensphasen und manchen Situationen heute. Damals wollte ich nämlich lieber ein Bauchnabelpiercing. Und das ist es dann auch geworden.

Aber nicht viel später, ich glaube mit fünfzehn oder sechzehn, kam dann auch mein erstes Tattoo. Eigentlich dachte ich, dass ich es wegen der Pso gar nicht machen kann oder darf oder sollte. Aber sieh mich heute an, ich hab es vierzigmal gewagt. Natürlich habe ich mich nie während eines Schubes oder im Winter, der Hochsaison der Krankheit, stechen lassen. Das sollte man echt nicht. Machen professionelle Tätowierer zu Recht auch gar nicht. Anfänglich auch nur kleine Tattoos und an Stellen, die eh weniger betroffen sind. Bei mir sind das die Oberarminnenseite (das Wort hat Potenzial für das nächste Hangman-Spiel), der Steiß (nein, es ist leider kein Arschgeweih geworden, aber Britney Spears hatte an der Stelle auch ein Tattoo und ich muss vermutlich nicht erwähnen, wie ich dieses – damals noch – Mädchen vergöttert hab!), die Leistengegend (tolles kleines Tribal, ohne Bedeutung – ich Rebell). Sterne am unteren Bauch und am Handgelenk. Sterne waren halt ein Thema. Wie auch Anker. Na ja …

Je älter ich wurde, desto mehr Bilder zierten meinen Körper. Nach und nach wurden die Motive größer und meine Haut voller. Ich habe an den Tätowierungen keine auffälligen Veränderungen beobachten können. Ich weiß aus verschiedenster Literatur, dass es das Köbner-Phänomen gibt, nach dem eine Hautverletzung (was ein Tattoo ja im Prinzip ist) einen Schub und eine Entzündung auslösen kann, ich habe dies aber bei mir selbst nie beobachten können. Dafür bin ich sehr dankbar.

Die ersten Jahre hatte ich, wie schon gesagt, auch nur Tattoos, bei denen es sich fast nicht lohnt, die Nadel anzuschmeißen. Klein und versteckbar, mehr hab ich mich nicht getraut. Vor ein paar Jahren wurde meine Haut dann besser und ich mutiger. Heute habe ich den kompletten rechten Arm von oben bis unten voll. Ich habe es in einer symptomfreien Zeit stechen lassen und bis jetzt kommen und gehen die Psoriasisstellen, ohne Schaden anzurichten. Ich bin also noch nicht fertig. Tattoofans wissen, das ist man irgendwie nie.

Und dann hab ich mich verliebt. In mich selbst.

Als ich dieses Buch schrieb, ist mir erst so richtig, richtig bewusst geworden, was für einen Weg ich gegangen bin, was ich bewältigt habe und wo ich heute stehe. Wer ich heute bin und was ich geschafft habe. Wie stolz ich auf mich sein kann und wie sehr ich es auch bin. Wie wichtig und richtig ich bin. Ich bin die beste Version meiner selbst und ich bedeute etwas.

Mein Fazit?

Long Story short.

Also, wie hab ich´s gemacht, so offen mit der Krankheit leben zu können? Tja, die Antwort ist: This is me. Das bin ich. Ich hab mich vollkommen angenommen.

Du kannst keinen Körper heilen, den du hasst. Also hör auf, dich nicht wertzuschätzen oder vielleicht sogar zu hassen, und fang an, dich zu lieben. Und dich zu leben.

Was ist es denn, was das Leben so lebenswert macht? Lieben und geliebt werden, Glück in uns drin finden, über uns hinauswachsen, regelmäßig unsere Komfortzone verlassen, um zu wachsen. Erschaffen. Lachen. Neugierde. Ausprobieren. Humor. Selbstbestimmung leben zu dürfen und das auch zu wollen – und es zu tun. Alles das macht das Leben so wunderbar. Wie Charles Dickens schrieb:

»Und ich fühle, dass Kleinigkeiten die Summe des Lebens ausmachen.«

CHARLES DICKENS

Vielleicht ist es das Alter, die Reife, die Zeit, die ganzen Erfahrungen, das richtige Mindset, das richtige Umfeld, das positive Feedback der Menschen um mich herum und auf Social Media. Vielleicht sind es meine eigene Kraft und Stärke. Vielleicht kommt jeder irgendwann mal an diesen Punkt in seinem Leben. Vielleicht nicht.

Vielleicht ist es ein Zusammenspiel aus all dem.

Aber der Startschuss war, als ich anfing, mich anzunehmen und dann sogar, ich krasser Typ, mich selbst zu lieben. Mir zu vergeben und mir zuzugestehen, dass ich immer das Beste gebe. Dass nicht alles für alle Menschen gleich gut oder schlecht funktioniert. Dass ich nicht nur ab und an scheitern durfte und darf, sondern sogar muss(te). Weil es mich zu dem Menschen gemacht hat, der ich heute bin. Dass sich positiv zu denken lohnt, denn es ist so machtvoll – was du erwartest, wirst du bekommen. Dass ich genug bin. Dass ich mich nett finde und empathisch. Dass ich in den Spiegel schauen kann und mich sehe, wie ich bin: besonders.

Dass ich mich mittlerweile so geil finde, dass ich mich gerne als Freundin hätte. Und dass ich gelernt habe, dass das nichts mit Arroganz zu tun hat. Dass ich die Dinge und Entscheidungen, die ich für mich getroffen habe und treffe, nie bereuen werde. Dass ich gelernt habe, dass ich irgendwas zwischen normal und außergewöhnlich bin.

Wie du auch! All das war schon in mir drin. Und es ist in dir.

Und genau das alles hat mich zu der gemacht, die ich heute bin!

Und so habe ich meine Krankheit besiegt.

Obwohl ich sie noch habe.

Danke …

… an dich, weil du mir einen Teil deines Lebens gewidmet hast, indem du dir Zeit für dieses Buch genommen hast.

Danke, Mama, dass du dir immer den Allerwertesten für mich aufgerissen und dich stundenlang mit mir in Wartezimmer und Züge auf dem Weg zu diversen Ärzten und Kliniken gesetzt hast.

Und ich danke euch, meiner ganzen Familie und meinen Freunden, die sich immer erkundigt und mich unterstützt haben. Meinen Wegbegleiter*innen, die mir das Gefühl gaben, dass alles gut ist, obwohl es das zu einer Zeit nicht war.

Danke an meine Lieblingsmenschen, die stolz auf mich und immer für mich da sind. Ich liebe euch so sehr. Ihr seid ein Grund für das alles hier.

Rön, du sitzt mir gerade gegenüber und wenn ich dich so ansehe, weiß ich, dir muss ich noch mal besonders den Kopf tätscheln. Du hast mir bei diesem Projekt viel zur Seite gestanden, ich habe von deinem Horizont profitiert und du hast dich zu jeder Zeit für mich gefreut, als wäre es deine eigene Geschichte. Du bist sehr besonders.

Danke an meine Arbeitsfamilie Heimatmeer, dafür, dass ich in der heißen Phase einen Tag in der Woche Wort für Wort aus meinem Kopf »auf Papier« bringen konnte. Ohne diesen Tag wäre ich wohl am A***h gewesen.

Danke an so viele inspirierende Menschen und Accounts, wie Lydia von Zauberhaut, Svenja, Felix, Julius, Nora, Julie&Moritz von sol.and.pepper, Lars, Julia&Gil … und alle, die ich ein paar Sachen fragen durfte und die meinen Horizont erweitert haben. Ohne euch wäre dieses Buch wohl nur halb so voll und wertvoll.

Danke an Dominique für das bezaubernde Cover-Bild. Mit dir Fotos zu machen fühlt sich immer an wie ein Treffen mit einer Freundin.

Natürlich Danke an Diane, Julia und den Rest vom Verlagsteam, dass ihr an mich geglaubt habt und mir diese Möglichkeit gegeben habt, anderen Menschen Mut zu machen. Das gehört zu den wunderbarsten Dingen, die ich bis jetzt in meinem Leben gemacht habe. Es bedeutet mir die Welt.

Und zum Schluss danke ich einfach mal mir. Dass ich diesen Weg gegangen bin und damit vielleicht dem einen oder der anderen helfen kann. Dass ich das hier durchgezogen habe, ohne große Nervenzusammenbrüche.

Das war's. Kann gar nicht glauben, dass es fertig ist. (Hier bitte einen wirklich allerletzten Smiley vorstellen. Den mit dem Glücksstränchen im Auge.)

Und jetzt lass uns zum Schluss noch ein Spiel spielen!
»Ich sehe was, was du nicht siehst und das ist schön. Du siehst das auch? Dann hast du wohl gewonnen. ❤«

Empfehlungen

Inspirierende Instagram-Kanäle
@einguterplan
@claires__psoriasis
@sol.and.pepper
@svenjafuxs
@lydia.zauberhaut
@diehautdiät
@norarischhallier
@Lars__wendt

Bücher
Felix Dahlmann: Die Hautdiät. Kailash
Kim Zeidler: Zum Glück Psoriasis. Komplett Media (Haha ... der musste sein)
Stefanie Stahl: Das Kind in dir muss Heimat finden. Kailash
Ajahn Brahm: Die Kuh, die weinte. Lotos
Lydia Zauberhaut: Zauberhaut. mvg

Apps zum Meditieren
Calm
Headspace

Anderes zur Meditation
Geführte Meditationen (zum Beispiel »Perfektionismus loslassen«) von Lydia Zauberhaut. In der Podcast-Folge »Zauberhaut«. Bei Spotify.

Meditation zum Loslassen: »Moment mal«. Geführte Meditation mit Franziska Behlert. Bei Spotify.

»Mindful me« von Valerie Husemann, Podcast bei Spotify.

Nora Hallier: www.norahallier.de

Auf die Haut
Frag hier natürlich unbedingt deine Ärztin, deinen Arzt oder deine(n) Heilpraktiker(in).

Cremes ohne Kortison
Sorion
ITCHY

Cremes mit Kortison, verschreibungspflichtig
Alfon (für das Gesicht)
Estillar Spray (immer nur ein Drittel des Körpers behandeln)
Bitte besprich eine Behandlung immer mit deinem Arzt!

Hausmittel, die (mir) helfen
Kurkuma (zum Beispiel als »goldene Milch«)
Natron
Kokosöl
Sonne
Salzwasser
Basenbäder
Viel Wasser trinken

Falls du noch irgendwelche Fragen hast, schreib mir einfach über meinen Intagram-Account @bunterkundegimborly.

Anmerkungen

1. Instagram-Kanal @larsamend, Post vom 9. November 2021.
2. Aus einem Video von seinem Instagram-Kanal @lars__wendt vom 16. März 2022.
3. Quelle: https://www.psoriasis.info/formen (zuletzt abgerufen am 5. Juli 2022).
4. https://www.psoriasis.info/therapie (zuletzt abgerufen am 5. Juli 2022).
5. https://www.psoriasis.info/therapie (zuletzt abgerufen am 5. Juli 2022).
6. https://www.nzz.ch/panorama/durchschnittlich-luegt-jeder-25-mal-am-tag-ld.1442957 (zuletzt abgerufen am 5. Juli 2022).
7. Der Test ist von hier: https://www.oberbergkliniken.de/selbsttest-depression (zuletzt abgerufen am 5. Juli 2022).
8. Dr. Karla Henning: www.instagram.com/p/CX60-8sM2Nl/?utm_medium=copy_link (zuletzt abgerufen am 5. Juli 2022).
9. Achenbach, Reinhard K.: Der große TRIAS-Ratgeber: Haut, Haare, Nägel. Georg Thieme 2001.
10. www.aerztezeitung.de/Medizin/Studie-bestaetigt-Haut-als-Spiegel-der-Seele-239046.html (zuletzt abgerufen am 5. Juli 2022).
11. www.psoriasis.info/leben-psoriasis/psyche (zuletzt abgerufen am 5. Juli 2022).
12. Das weiß ich von Dr. Franziska Wiebel. https://www.fwiebel.de/2016/12/13/psychische-grundbed%C3%BCrfnisse-was-ist-das/ (zuletzt abgerufen am 5. Juli 2022).
13. Mehr dazu kannst du bei Stefanie Stahl nachlesen, im Buch: Das Kind in dir muss Heimat finden, Kailash 2015.
14. Steffen Fliegel: Die Haut als Spiegel der wunden Seele. In: Psoriasis-Netz, 30. Dezember 2003. https://www.psoriasis-netz.de/magazin/psyche/psyche-wunden/ (zuletzt abgerufen am 5. Juli 2022).
15. www.psoriasis.info/dlqi-test (zuletzt abgerufen am 5. Juli 2022).
16. In Süddeutsche Zeitung Magazin, 9. Mai 2018. https://sz-magazin.sueddeutsche.de/charlotte-roche-jetzt-koennte-es-kurz-wehtun/stadtflucht-grossstadt-land-85686 (zuletzt abgerufen am 5. Juli 2022).
17. Mehr dazu findest du hier: www.donna-magazin.de/gesundheit/gesund-leben/oelziehen/amp/ (zuletzt abgerufen am 5. Juli 2022).
18. Um schon mal eine Idee von einem solchen Test zu bekommen, kannst du ihn dir auf https://dermatologe-werden.de/apps-und-online-services/pasi-rechner/?L=0 ansehen (zuletzt abgerufen am 5. Juli 2022).
19. Hier gibt es mehr Infos: https://www.zentrum-fuer-mobilitaet.at/manuelle-lymphdrainage-der-sanfte-weg-zur-heilung/ (zuletzt abgerufen am 5. Juli 2022).

20. https://innonature.eu/pages/innonature-health-guide (zuletzt abgerufen am 5. Juli 2022). Hier findest du noch viel mehr Gutes für dich.
21. Toluna Start Studie 2021, eine Umfrage unter eintausend Frauen zwischen achtzehn und fünfundfünfzig Jahren in Deutschland. Gefunden unter https://www.freundin.de/unsere-koerper-verdienen-mehr-liebe-und-respekt (zuletzt abgerufen am 5. Juli 2022).
22. Aus ihrem Instagram-Kanal @svenjafuxs, Post vom 28. Mai 2021.
23. In einem Interview mit Anton Ladner: »Selbstliebe ist das Gegenteil von Narzissmus«, 27. November 2019, unter https://doppelpunkt-magazin.ch/narzissmus/ (zuletzt abgerufen am 5. Juli 2022).
24. Ein Facebook-Beitrag von Bodo Schäfer vom 22. Mai 2021. https://www.facebook.com/photo.php?fbid=550814013081231&set=pb.100044579103005.-2207520000..&type=3 (zuletzt abgerufen am 5. Juli 2022).
25. https://www.zauberhaut.coach/blog/meditieren-lernen/ (zuletzt abgerufen am 5. Juli 2022).
26. https://www.zauberhaut.coach/blog/meditieren-lernen/ (zuletzt abgerufen am 5. Juli 2022).
27. https://karrierebibel.de/affirmationen/ (zuletzt abgerufen am 5. Juli 2022).
28. Mehr dazu findest du in diesem Artikel: https://www.fr.de/ratgeber/gesundheit/warum-einfach-nichts-sollten-11124959.html#:~:text=Nach%20Ruhepausen%20sind%20wir%20leistungsf%C3%A4higer,auf%20 gute%20neue%20Ideen%20kommen (zuletzt abgerufen am 5. Juli 2022).
29. Hier findest du die Folge: https://open.spotify.com/episode/5nC8rlS7fvgECgtGm-zi0nM?si=uCU9mHeDQ7G8CUlLFXk1lg (zuletzt abgerufen am 5. Juli 2022), mit @ lebe_deine_energie.
30. https://chakrana.world/manifestieren/ (zuletzt abgerufen am 5. Juli 2022).
31. @svenjafuxs, Instagram-Beitrag vom 1. Mai 2020.
32. Eine Instagram-Storyumfrage von @sol.and.pepper.
33. Das sagte er in einem Kurs, an dem ich teilgenommen habe. Ich kann dir auch sein Buch empfehlen: https://www.selbstbewusstsein-staerken.net/moritz-bauer/ (zuletzt abgerufen am 5. Juli 2022).
34. www.youtube.com/watch?v=lDYwRyhBRhk (zuletzt abgerufen am 5. Juli 2022)